Charles Chan

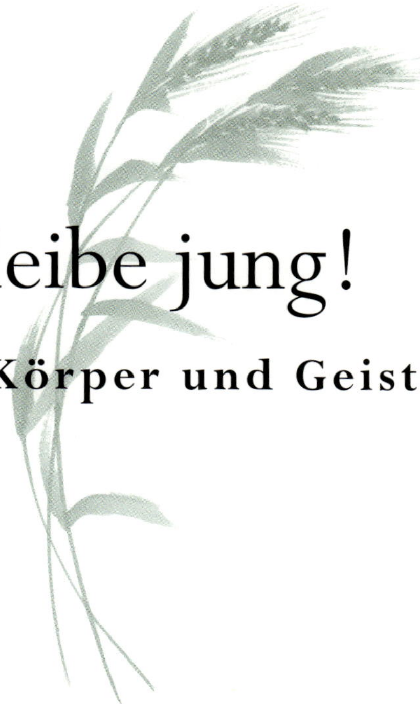

Bleibe jung!

– mit Körper und Geist

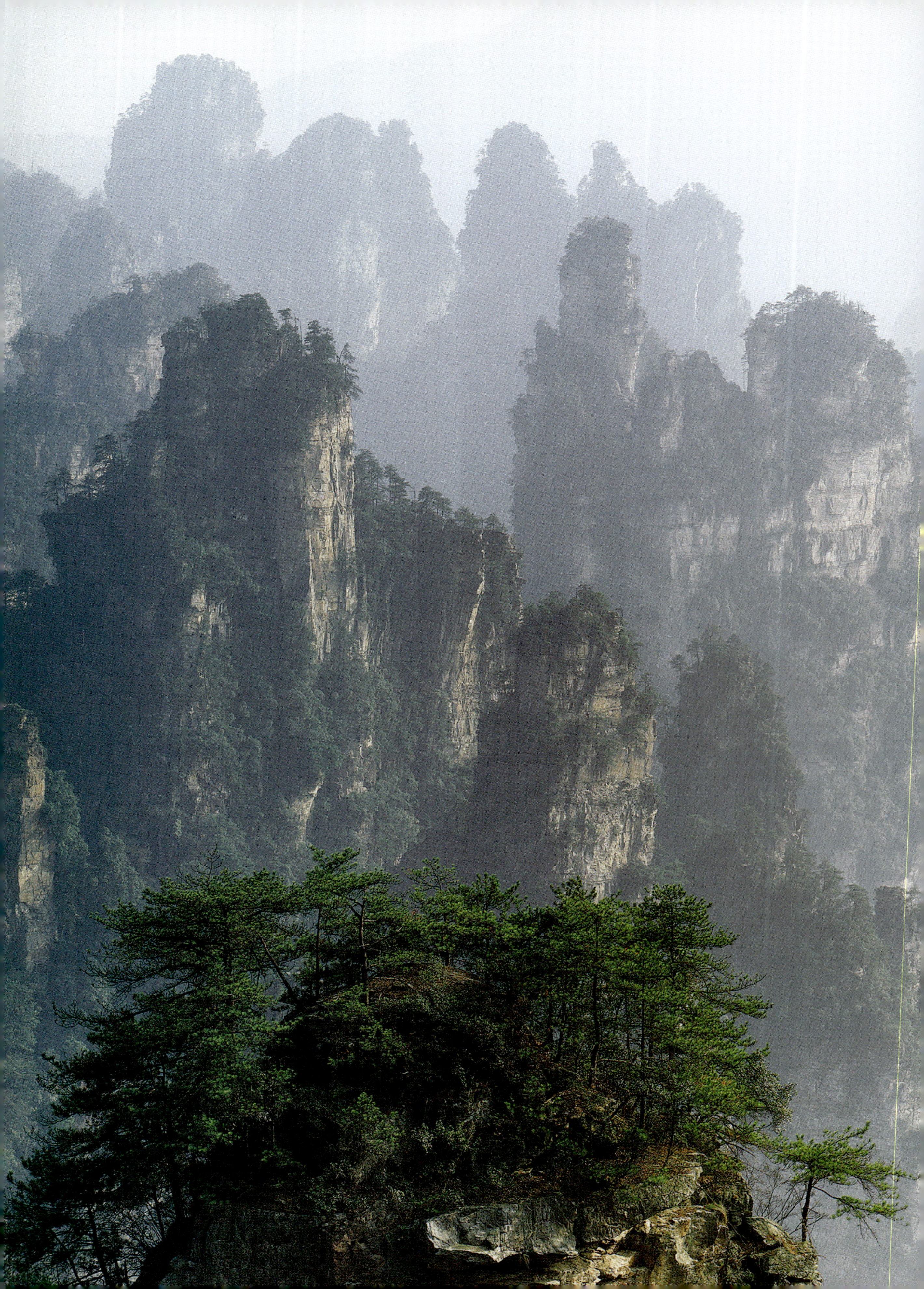

Charles Chan

Bleibe jung!

– mit Körper und Geist

Taoistische Geheimnisse für ein erfülltes, vitales und langes Leben

JOY Verlag

Bibliografische Information der Deutschen Bibliothek:
Die Deutsche Bibliothek verzeichnet diese Publikation in der Deutschen Nationalbibliografie; detaillierte bibliografische Daten sind im Internet über http://dnb.ddb.de abrufbar.

First published in Great Britain in 2006 by Godsfield Press,
a division of Octopus Publishing Group Ltd
2–4 Heron Quays, London E14 4JP

Deutsche Erstausgabe

Auflage 4 3 2 1
Jahr 2009 2008 2007 2006

ISBN 3-928554-54-9

Bildnachweis: **Corbis** 65, 66, 105. **Getty Images**/San An 91; Pieter Estersohn 104; Raymond Gehman 89; Ghislain & Marie David de Lossy 103; Keren Su 88. **Octopus Publishing Group Limited** 9, 30, 33, 34, 36 links, 37 links, 37 rechts, 38 Mitte, 38 unten rechts, 38 unten links, 39 Hintergrund, 40, 43, 48 links, 48 rechts, 49, 50 links, 50 rechts, 51 links, 51 rechts, 52 links, 52 rechts, 53, 54 links, 54 rechts, 55 links, 55 rechts, 56 links, 56 rechts, 57, 58 links, 58 rechts, 59 links, 59 rechts, 60, 61, 64, 68 links, 68 rechts, 69 links, 69 rechts, 72 rechts, 73, 73 links, 74 links, 74 rechts, 74 Mitte links, 74 Mitte rechts, 75 links, 75 Mitte links, 82, 99, 100 Mitte, 100 unten, 101, 102, 109 oben, 109 unten, 118, 122, 127, 130, 134, 136,137,139; Frank Adam 95 oben; Colin Bowling 106, 107, 108; Mike Hemsley 120, 121, 125; William Lingwood 95, 111 unten; Leo Mason 98; Sean Myers 94; Lis Parsons 93 unten, 111 oben, 119; William Reavell 92, 93 oben, 110; Roger Stowell 119 unten; Mark Winwood 35, 35 oben, 96. **Photodisc** 2,7,10,23,44–45,83,112,114–115. **Werner Forman Archive**/National Gallery Prag 24

Übersetzung: Martin Rometsch
Umschlaggestaltung und Satz: Michael Epperlein, Biberach a. d. Riß
Chefdesignerin: Sally Bond
Designerin: Julie Francis
Bildbeschaffung: Vickie Walters
Herstellung: Simone Nauerth

Gesetzt aus der Perpetua 12 Punkt

Printed an bound in China

Gerne senden wir Ihnen unser Bücherverzeichnis!

Joy Verlag GmbH
Hornweg 11
D-87466 Oy-Mittelberg
Tel.: (+49) (0) 8366-988610
Fax: (+49) (0) 8366-984192
E-Mail: postbox@joy-verlag.de
www.joy-verlag.de

Inhalt

Einführung

Wir alle träumen davon, ewig zu leben und jung zu bleiben. Wie die Yogis in Indien haben die chinesischen Taoisten vor über 5000 Jahren eine Alchemie der Unsterblichkeit und eine harmonische Lebensweise entwickelt und perfektioniert, die Gesundheit und langes Leben fördern. Taoisten glauben, der Mensch habe eine natürliche Lebensspanne von 120 bis 180 Jahren, und man weiß, dass einige Meister 300 Jahre oder noch länger lebten.

Heute lösen grenzenloses Verlangen, unrealistische Erwartungen, impulsives Handeln, stimulierende Substanzen (Tabak, Kaffee, Drogen usw.) sowie extremer seelischer Aufruhr psychosomatische Störungen aus, die unsere Lebenskraft erschöpfen. Die Folge sind Krankheiten und eine geringere Lebenserwartung. Im Grunde streben Taoisten nicht bewusst nach Jugendlichkeit und langem Leben – das sind nur Nebenprodukte einer ganzheitlichen und spirituellen Lebensweise. Taoisten behandeln Körper, Seele und Geist als integrale Einheit. Um spirituell erleuchtet zu werden, müssen wir den Körper kräftigen, für seelisches Gleichgewicht sorgen und innerlich wachsen.

Harmonisches Leben

Der Taoismus ist seit uralten Zeiten das Fundament der chinesischen Kultur. Seine Grundsätze spiegeln sich in den meisten Facetten des täglichen Lebens wider. Dazu gehören auch Philosophie, Künste, Küche, Wissenschaft, Kosmologie, Medizin, Kampfkünste und Spiritualität. Im Herzen des Taoismus befindet sich die harmonische Dreiheit aus Mensch, Erde (Natur) und Himmel (Universum). Wenn der Mensch im Einklang mit seiner Umwelt und dem Kosmos lebt, kann er sein volles Potenzial nutzen und lange, glücklich und produktiv leben.

Um diese Harmonie zu erreichen, entwickelten Taoisten Prinzipien wie Yin und Yang (die zwei komplementären Pole der chinesischen Philosophie), die fünf Elemente (Erde, Holz, Feuer, Metall und Wasser) sowie die acht Trigramme. Ein Trigramm besteht aus drei Linien, die Himmel, Erde und Mensch symbolisieren. Diese Prinzipien steuern die Synchronisation der universellen Energie Qi (auch Chi geschrieben, weil *q* im Chinesischen wie *tsch* gesprochen wird). Qi ist mit dem indischen Prana und dem griechischen Pneuma vergleichbar. Es ist die schöpferische Ur-Energie, die das ganze Universum durchdringt.

Die Qi-Menge im Körper entscheidet über unser körperliches, seelisches und geistiges Wohlbefinden. Wenn das Qi reichlich und harmonisch fließt, genießen wir Gesundheit, Glück und Erfüllung. Qi-Mangel führt zu Krankheit, Unlust, Traurigkeit oder Depression. Wenn wir ganzheitlich leben, uns ausreichend bewegen und meditieren, können wir auf der körperlichen, seelischen und geistigen Ebene eine Folge von energetischen Transformationen auslösen. Und wenn wir diesem Weg treu bleiben, sind Gesundheit, langes Leben, Kreativität und tiefes spirituelles Glück unser Lohn.

Unsterblich werden

Taoistische Techniken der Unsterblichkeit befreien uns von übermäßigem Verlangen, unrealistischen Erwartungen, seelischem Aufruhr, negativem Denken, Unwissenheit, Vorurteilen, Krankheiten und Angst vor dem Tod. Wenn wir wirklich frei und emanzipiert sind, werden wir unsterblich. Ein Unsterblicher verurteilt niemanden; er ist friedvoll, tolerant, warmherzig und liebevoll, hat tiefe spirituelle Einsichten und geht mit den Menschen und der Natur verständnisvoll und mitfühlend um. Ein selbstloser Mensch hat hohe Ziele, edle Inspirationen und findet seine Erfüllung im Geben, Heilen, Teilen, Erschaffen und Genießen. Er will sein Leben und das Leben anderer verschönern.

Dieses Buch enthüllt die vergessenen esoterischen und geheimen taoistischen Künste: alchemistische Meditation, ergänzende Übungen und ganzheitliches Leben. Diesen Geheimnissen verdanke ich es, dass ich immer noch jung aussehe und völlig gesund und spirituell glücklich bin. Obwohl ich 52 Jahre alt bin, sehe ich 20 Jahre jünger aus und fühle mich auch so. Seelisch bin ich alterslos, und mein spirituelles Glück ist tief und ewig. Die taoistische Philosophie ist eine universelle Weisheit ohne kulturelle, soziale, intellektuelle oder religiöse Bindungen. Darum wendet sich dieses Buch an alle, die nach ganzheitlicher Gesundheit, harmonischem Leben und tieferem spirituellem Verständnis streben. Ich hoffe, dass dieses Buch auch Ihnen hilft, Glück, Gesundheit, langes Leben und spirituelle Erleuchtung zu finden. Es ist eine moderne Version des taoistischen esoterischen Weges zur Unsterblichkeit, ein vollständiges Programm zur Verjüngung, Gesundheit, seelischen Ausgeglichenheit und Spiritualität.

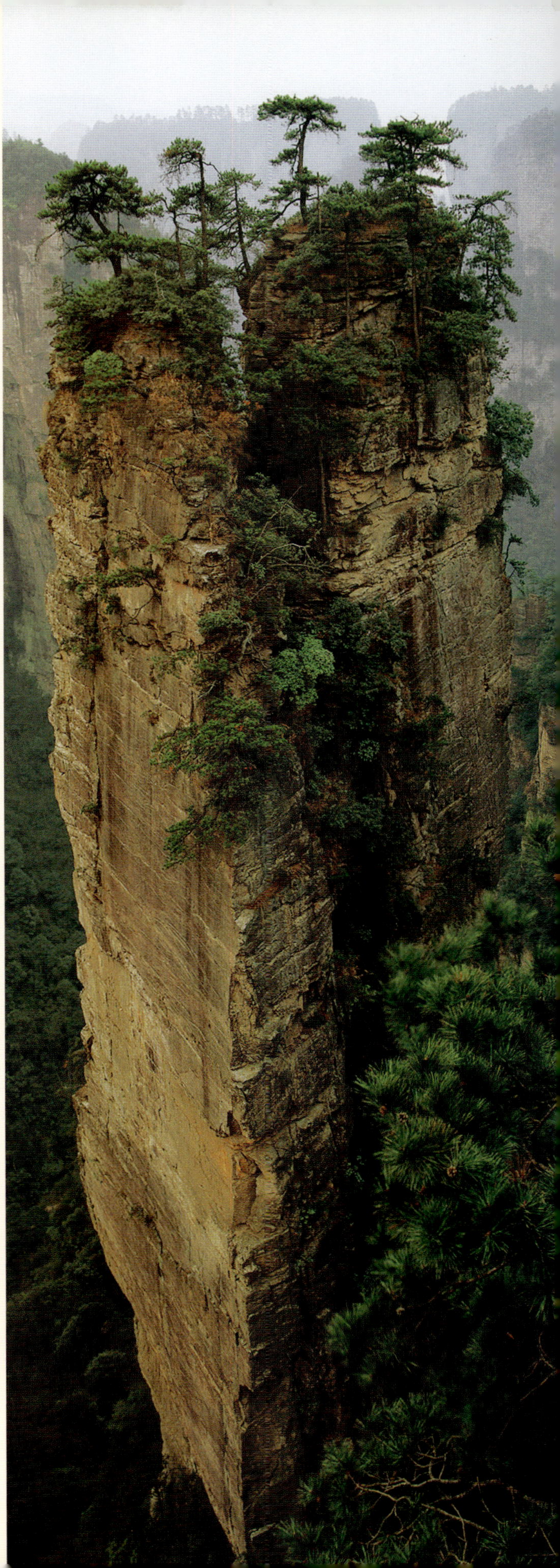

Taoismus und die Methoden der Unsterblichkeit

Das folgende Kapitel ist eine Einführung in den Taoismus, der den Weg zur Unsterblichkeit zeigt. Es macht Sie mit den Grundlagen der taoistischen Spiritualität und mit den Methoden der Unsterblichen vertraut. Außerdem erfahren Sie, wie Sie dieses Buch am besten nutzen können.

Die folgenden Seiten vermitteln Hintergrundwissen über die philosophische Bedeutung des Tao, seine fundamentalen, harmonisierenden Prinzipien Yin und Yang, die fünf Elemente (Wu Xing) und die acht Trigramme (Pa Kua). Die Philosophie von Lao Tzu und Chuang Tzu liefert Stoff zum Nachdenken. Allerdings dürfen wir diese Philosophie nicht wörtlich nehmen. Ihr Mangel an Klarheit ist Absicht; er will uns inspirieren und zu tieferer Einsicht führen. Wahre Weisheit liegt jenseits aller Worte und jenseits des Verstandes.

Das Programm der Verjüngung

Im nächsten Abschnitt geht es um das Programm der Unsterblichkeit. Sie lernen verschiedene Übungen und Methoden kennen, zum Beispiel tiefe Entspannung, Meditation und Yogaübungen. Die tiefe Entspannung des Körpers bereitet auf die alchemistische Meditation vor und schärft den Geist, so dass die Gedanken rein werden. Achten Sie auf die Details der Haltung, der Kleidung und des Meditationsraumes.

Lesen Sie die Anleitungen genau, bevor Sie meditieren. Sie brauchen nicht alle Methoden auf einmal zu lernen. Es genügt, wenn Sie jedes Mal ein paar Schritte vorwärts machen. Denken Sie beim Visualisieren an die richtige Reihenfolge der Szenen, und bringen Sie Kopf und Körper in die richtige Haltung.

Vor und nach der Meditation machen Sie neun Yogaübungen. Die Gesichtsmassage (Ca Mian), die Rückenmassage (Mo Bei) und die Dan-Tien-Massage (Mo Dan Tien) werden traditionell angewandt, um den Qi-Fluss zu aktivieren und die Körperbewusstheit zu steigern. Der Dan Tien befindet sich im Unterbauch. Natürlich können Sie diese Übungen auch einzeln und ohne Verbindung mit der Meditation machen.

Als Nächstes folgt die Meditation des himmlischen Ur-Elixiers. Diese taoistisch-alchemistische Meditation vitalisiert die übersinnlichen Zentren und transformiert die körperliche, seelische und spirituelle Energie, so dass der Körper verjüngt und der Geist befreit wird. Beginnen Sie mit dieser Meditation erst, wenn Sie bei der tiefen Entspannung Fortschritte gemacht haben. Sie müssen nämlich das Prinzip des Nicht-Tuns (Wu Wei) verstanden haben und anwenden können. Außerdem sollten Sie wissen, wo sich die übersinnlichen Zentren entlang der Meridiane befinden. Nur wenn Sie sich Ihres Körpers vollständig bewusst sind, können Sie sich ganz auf den Dan Tien konzentrieren.

Das lebendige Tao

Der letzte Teil befasst sich mit einer modernen Version der taoistischen Lebensweise. Das erste Kapitel ist in drei Hauptabschnitte unterteilt: Essen und Trinken, Körperübungen und gesunde Umwelt. Sie brauchen jeweils nur einen kleinen Abschnitt zu studieren und das Wissen im täglichen Leben anzuwenden. Es folgt ein Kapitel über einige klassische Elixiere, die beim Meditieren helfen und die Gesundheit verbessern. Ginseng und Dong Quai sind besonders wirksam, wenn Sie den Körper stärken und Ihre Energie harmonisieren wollen. Das Entschlackungstonikum können Sie reichlich trinken, während Sie fasten. Bereiten Sie die Elixiere entsprechend der Anleitung und mit dem richtigen Werkzeug zu.

Das letzte Kapitel zeigt Ihnen, wie Sie spirituell unsterblich werden. Es erklärt taoistische Theorien, Prinzipien und Methoden, die Sie im täglichen Leben anwenden können, um das körperliche, seelische und geistige Wohlbefinden zu fördern. Damit Sie von diesem Kapitel optimal profitieren, müssen Sie jedoch zuerst alle anderen Kapitel durchgearbeitet haben. Dieses Kapitel zeigt Ihnen, wie Sie Ziele setzen, Ihr schöpferisches Potenzial voll nutzen, Ihre Umwelt harmonisieren, Ihre Beziehungen zu Freunden und Angehörigen verbessern und ein philosophisches und spirituelles Leben führen.

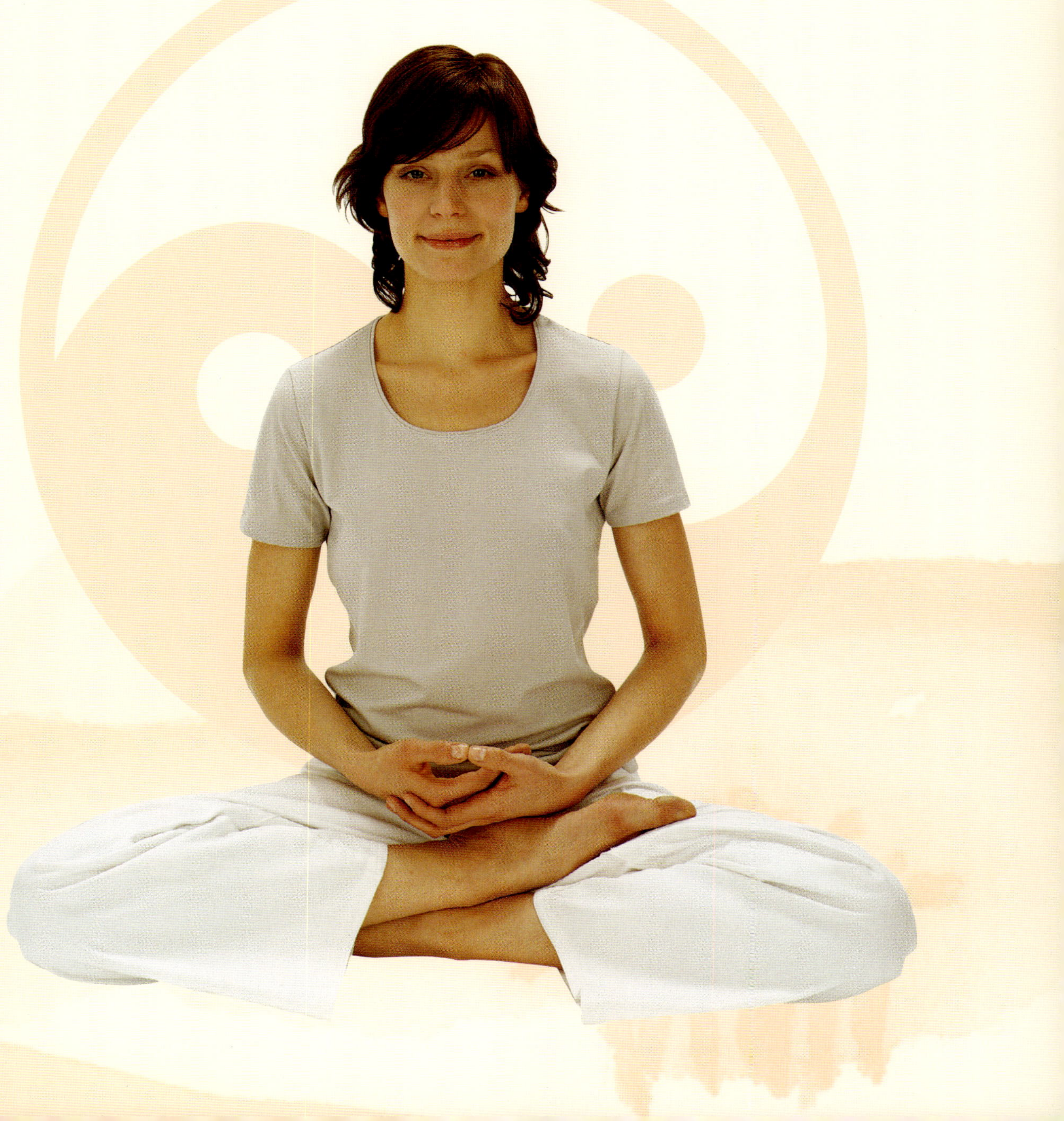

Taoismus und die Methoden der Unsterblichkeit

Neben dem Konfuzianismus ist der Taoismus der älteste und einflussreichste Grundpfeiler der chinesischen Kultur. Während der Konfuzianismus von Menschen erdacht wurde, basiert der Taoismus auf der Beobachtung der Natur.

Der Konfuzianismus erfüllte insofern seinen Zweck, als er die ethische und hierarchische Ordnung im alten feudalistischen China begründete; aber er konnte viele Probleme nicht lösen. Moderne Menschen wollen sich den Älteren und den Behörden nicht total unterwerfen. Jahrhunderte lang mussten Frauen und niedere Kasten unter einer Diskriminierung leiden, deren Ursprung der blinde Glaube an die konfuzianische Ethik war.

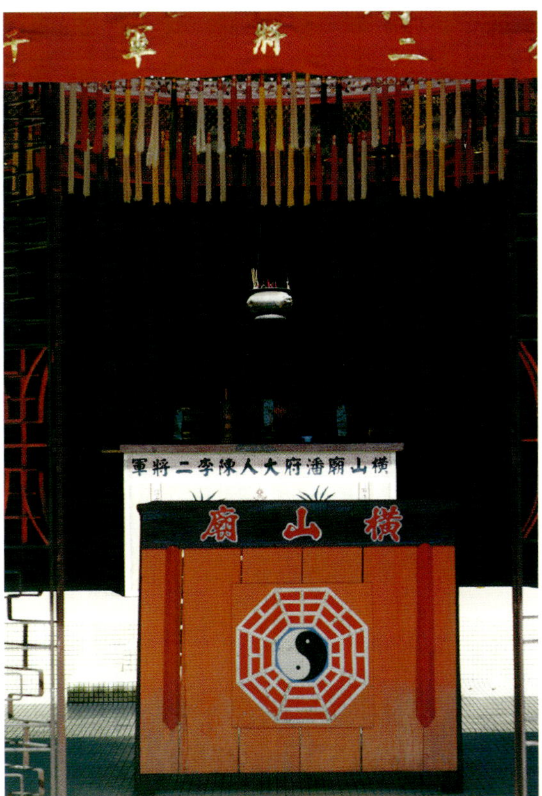

Der Taoismus ist eine zeitlose, grenzenlose und universelle Weisheit. Er ist seit der alten Zeit tief in das chinesische Bewusstsein und in die chinesische Kultur eingedrungen und inspiriert heute noch östliche und westliche Denker gleichermaßen. Albert Einstein, der Schöpfer der Relativitätstheorie, und Niels Bohr, der Mitbegründer der Quantentheorie, waren von der tiefen Weisheit des Taoismus fasziniert. Der Taoismus ist heute noch gültig, weil seine Grundprinzipien auf der universellen Wahrheit basieren. Wenn der Mensch dem natürlichen Rhythmus des Universums folgt und sich dem Wandel anpasst, erlangt er tiefe innere Harmonie und lebt im Einklang mit dem Kosmos. Wir können die taoistischen Prinzipien überall im Leben anwenden, auch in zwischenmenschlichen Beziehungen, im Beruf, in der Politik und Diplomatie, in der Medizin, in Wissenschaft und Technik sowie in der Ökologie.

Der Taoismus gründet auf intuitiven Einsichten, vermittelt durch Meditation. Worte und Symbole überbringen und deuten die Philosophie der meditativen Einsichten. Um den Taoismus wirklich zu verstehen, müssen wir über intellektuelle Interpretationen und über die Vernunft des Alltags hinausgehen. Im Gegensatz zum westlichen Denken ist das chinesische flexibel und nebulös, nicht linear und nicht belehrend, weil es oft spirituelle Einsichten inspiriert und erklärt. Wer die alchemistische Meditation praktizieren und die Methoden der Unsterblichen anwenden will, muss daher die taoistische Philosophie verstehen.

Was ist Taoismus?

Das Wort »Tao« wird meist falsch ausgesprochen, nämlich wie ta-o. Phonetisch korrekt ist jedoch ein einsilbiges dao. Da die Transkription Tao sich jedoch allgemein durchgesetzt hat und in allen Wörterbüchern auftaucht, schreibe ich auch in diesem Buch Tao anstatt Dao. Tao bedeutet wörtlich »der Weg« oder »die Wahrheit«. Das stimmt mit der Erklärung Jesu überein: »Ich bin der Weg und die Wahrheit und das Leben.« In der Tat enthält das Tao all diese Qualitäten und mehr, weil es der Ursprung aller Dinge (der Realität) und des Nichts (der Leere) ist, die Mutter der kosmischen Dualität. Das Tao selbst ist namenlos, leer, formlos, still und dennoch allumfassend, unerschöpflich, ewig aktiv und ewig wandelbar. Es erzeugt sich selbst.

Wie viele große Lehren und Religionen der Welt wurde der wahre Taoismus durch Folklore, Aberglauben und Schamanismus verunreinigt. Während der östlichen Han-Periode (25–220) bildeten sich taoistische religiöse Sekten, und nachdem Bodhidharma im Jahr 520 das Zen begründet hatte, übernahmen taoistisch-schamanistische Sekten (Tao Jiao) viele seiner religiösen und rituellen Aspekte. Infolgedessen entwickelte sich der Taoismus zu einer polytheistischen Religion. Volkstümliche Götter und Märchengestalten wurden neben Buddha Sakyamuni und Kuan Yin (Boddhisattva Avalokitesvara) verehrt.

Der Taoismus in seiner reinen, ursprünglichen Form hat nichts mit Göttern zu tun. Der Name »Tao« bedeutet nicht »Gott« wie in theistischen Religionen, und das Wort »Tao« hat keine innere Bedeutung – es ist lediglich ein geborgtes Vehikel, das unbeschreibliche, universelle, kreative Phänomene symbolisiert. Das Wort war eine menschliche Schöpfung, und der Mensch, der es schuf, war seinerseits eine Schöpfung des Tao. Deshalb lehrte uns Lao Tzu, über das Wort und den Namen hinaus zu schauen und uns nicht verwirren zu lassen, wenn ein Geschöpf als Schöpfer auftritt.

Das Tao, dem wir einen Namen geben, ist nicht das wahre Tao, und sein Name, der sich aussprechen lässt, ist nicht der wahre Name.

Tao Te Jing

Grundsätze, Glaubensinhalte und Symbole

Um die meditativen Einsichten und Beobachtungen, die Prinzipien und den Glauben der taoistischen Weisen zu deuten, wurden einige Symbole eingeführt. Tai Chi, Pa Kua und die fünf Elemente sind die wichtigsten.

Die höchsten Polaritäten (Tai Chi)

Der Begriff »Tai Chi« wurde schon in Chuang Tzus Schriften und im Orakelbuch I Ging (oder I Jing), dem »Buch des Wandels«, verwendet. Die alten Taoisten stellten das Tao als schlichtes Tai-Chi-Symbol grafisch dar. Tai Chi bedeutet wörtlich »große Extreme« oder »höchste Polaritäten«. Das Symbol besteht aus zwei polaren Hälften in einem Kreis und steht für die zweipolige Einheit und den endlosen, zyklischen Wandel. Der Yang-Pol symbolisiert den männlichen, hellen, warmen und aktiven Aspekt der polaren Kraft, der Yin-Pol ihre weibliche, dunkle, kalte und passive Seite. Beide Pole gehen ineinander über und spiegeln mit ihrer Wellenform einander wider. Jeder Pol enthält einen kleinen Teil seines Gegenpols in Form eines kleinen Kreises, um seine schöpferische Kraft zu demonstrieren. Wenn eine polare Kraft ihr ganzes Potenzial ausschöpft, erzeugt sie die gegensätzliche polare Kraft. Dreht man das Tai-Chi-Symbol um seine Achse, verschmelzen die Polaritäten miteinander. Das Zusammenspiel und die Verschmelzung von Yin und Yang ist das dynamische Kontinuum der Kausalität: der kosmische Zyklus der Schöpfung und Zerstörung.

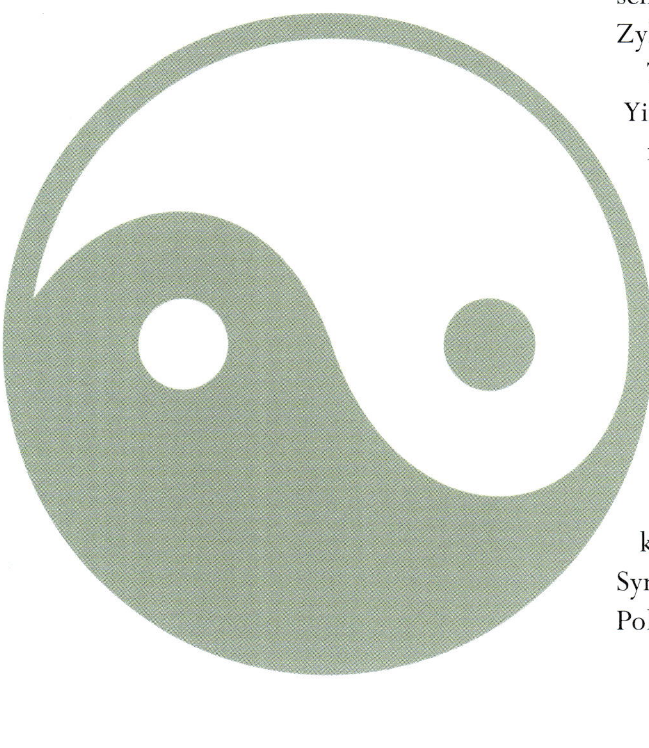

Taoisten glauben, das Gleichgewicht von Yin und Yang sei die Grundlage der Harmonie aller Dinge im Universum. Wenn der Mensch denselben Prinzipien folgt, erlangt er Harmonie in allen Lebenslagen. In der chinesischen Medizin spielen Yin und Yang eine wichtige Rolle beim Ausgleichen und Heilen. Verstopfung wird beispielsweise von zu viel Hitze (Yang) im Dickdarm verursacht. Trinkt der Betroffene einen kühlen Kräutertee (Yin), dämpft er die Hitze und stellt das Flüssigkeitsgleichgewicht wieder her. Das Tai-Chi-Symbol steht also für die zyklische Balance der Polaritäten, die sich selbst harmonisierende

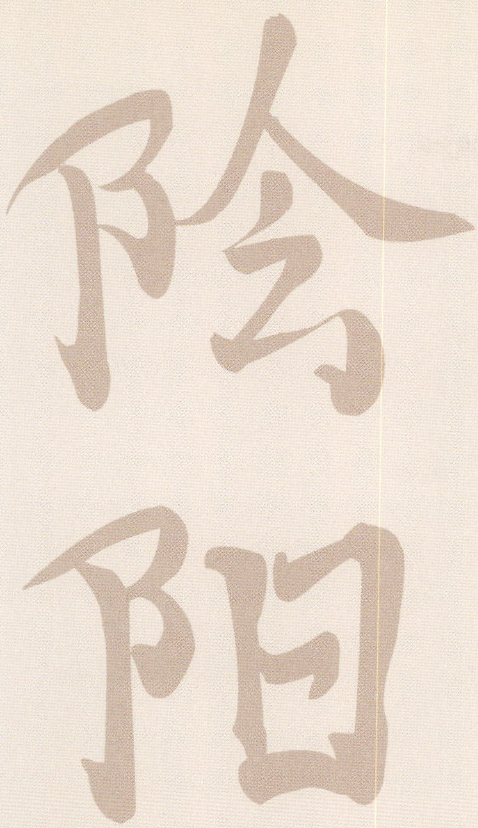

Tao gebiert eins. Eins gebiert zwei. Zwei gebären drei, und drei gebären die Myriaden Dinge. Wenn die Myriaden Dinge mit der Energie von Yin und Yang erfüllt werden, befinden sie sich im Zustand der Harmonie.

Tao Te Jing

und sich ewig verändernde, ewig transformierende, ewig integrierende und ewig erschaffende Einheit.

Die fünf Elemente (Wu Xing)

Die Taoisten entdeckten aber nicht nur Yin und Yang, sondern durch Beobachtung der Natur auch das dynamische Prinzip der fünf Elemente, die einander erzeugen und unterwerfen. Metall, Holz, Wasser, Feuer und Erde sind die Archetypen dieser ausgleichenden Kräfte.

Die Natur bewahrt ihr Gleichgewicht durch das ständige Wechselspiel der gegenseitigen Schöpfung (Stärkung) und Unterwerfung (Zerstörung) aller fünf Elemente (siehe S. 14).
Die erzeugenden Beziehungen sind:

- Holz erzeugt Feuer
- Feuer bringt Erde hervor
- Erde liefert Metall
- Metall erschafft Wasser
- Wasser ernährt Holz

Die zerstörerischen Beziehungen sind:

- Holz unterwirft Erde
- Erde besiegt Wasser
- Wasser löscht Feuer
- Feuer zähmt Metall
- Metall überwindet Holz

Wenn wir das elementare Prinzip der gegenseitigen Erzeugung und Unterwerfung auf die Natur und den menschlichen Körper anwenden, können wir in der Landwirtschaft, in der Medizin und in allen anderen Bereichen Harmonie herstellen. Das Prinzip der fünf Elemente wird beim Ackerbau, beim Kochen und beim Heilen sowie im Feng Shui und in den Kampfkünsten genutzt. Einige der berühmtesten chinesischen Speisen basieren ebenfalls darauf. Süße und saure Soße enthält einen kreativen Aspekt aus den Elementen Erde und Holz, deren Aromen einander ergänzen. Scharfe und saure Suppe enthält einen unterwerfenden Faktor aus den Elementen Metall und Holz, so dass wir die beiden strengen Aromen einzeln schmecken. Die Fünf-Elemente-Lehre ist sogar in die chinesische Sprache eingedrungen, obwohl kaum jemand das weiß. »Hitze im Dickdarm« bedeutet zum Beispiel Verstopfung, »Wind und Feuchtigkeit« stehen für »Rheuma«, »Feuer in der Leber« oder »zuviel Feuer-Energie« (Qi) bedeuten Unbeherrschtheit.

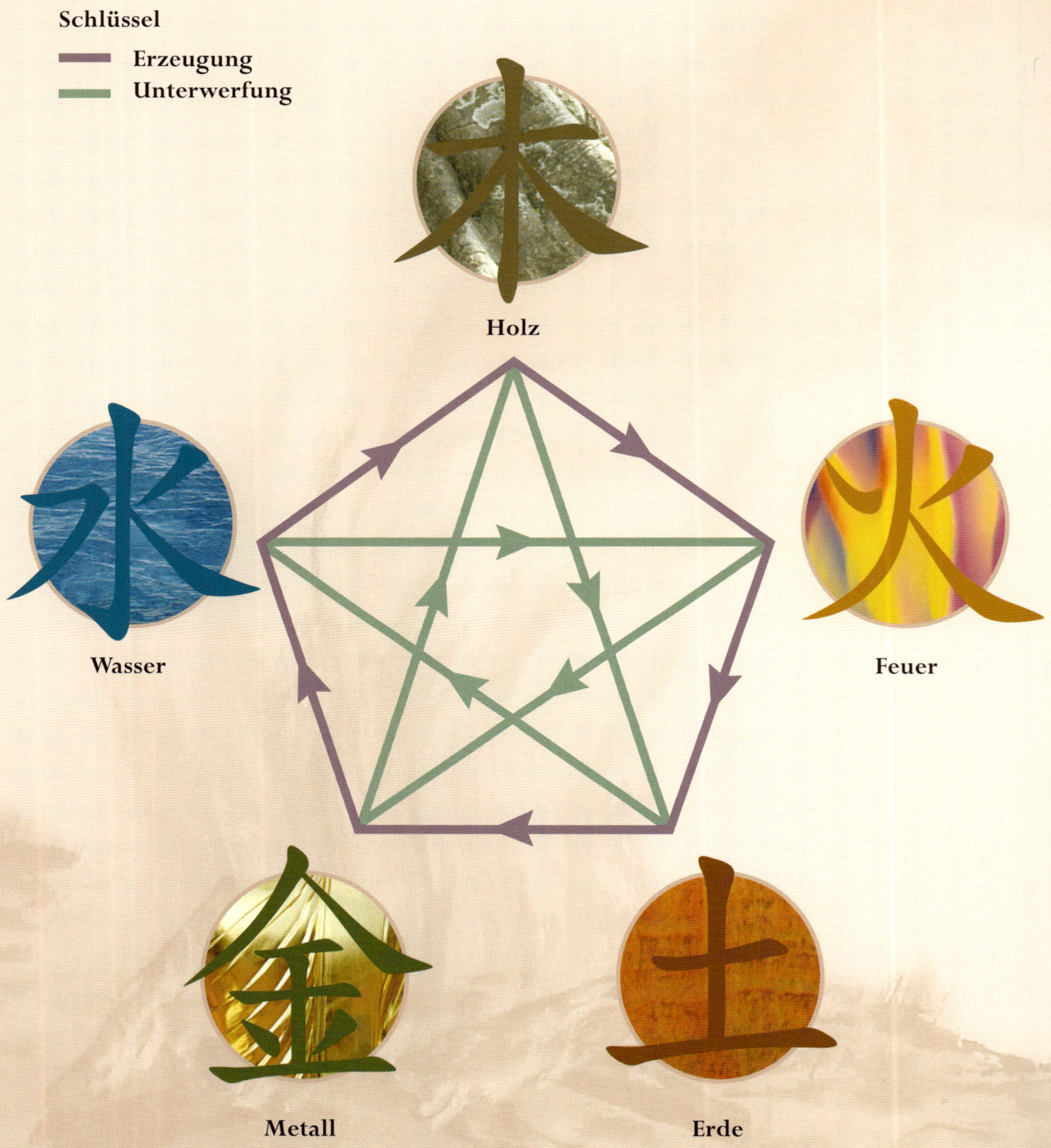

Schlüssel
Erzeugung
Unterwerfung
木
Holz
火
Feuer
土
Erde
金
Metall
水
Wasser

Die fünf Elemente und die Natur

Entsprechung	Holz	Feuer	Erde	Metall	Wasser
Ort	Osten	Süden	Mitte	Westen	Norden
Farbe	Grün	Rot	Gelb	Weiß	Schwarz
Geschmack	sauer	bitter	süß	heiß	salzig
Jahreszeit	Frühling	Sommer	Mittsommer	Herbst	Winter
Lebenszyklus	Geburt	Wachstum	Reife	Ernten	Bewahren
Klima	Wind	Hitze	Feuchtigkeit	Trockenheit	Kühle
Getreide	Weizen	Hirse	Roggen	Reis	Bohnen
Fleisch	Huhn	Hammel	Rind	Pferd	Schwein
Musiknote	Mi (Jue)	Soh (Zhi)	Doh (Gong)	Re (Shang)	Lah (Yu)

Die fünf Elemente und der menschliche Körper

Entsprechung	Holz	Feuer	Erde	Metall	Wasser
Yin-Organ	Leber	Herz	Milz	Lungen	Nieren
Yang-Organ	Gallenblase	Dünndarm	Magen	Dickdarm	Blase
Gesichtsmerkmal	Augen	Zunge	Mund	Nase	Ohren
Körpermerkmal	Sehnen	Blutgefäße	Muskeln	Haut	Knochen
Gefühl	Wut	Freude	Besessenheit	Traurigkeit	Furcht
Geräusch	Schrei	Lachen	Singen	Jammern	Seufzen
Flüssigkeit	Tränen	Schweiß	Speichel	Schleim	Urin

Die acht Trigramme (Pa Kua)

Das Pa-Kua-Symbol spielt im Taoismus ebenfalls eine sehr wichtige Rolle. Es besteht aus acht Trigrammen, die in acht Richtungen angeordnet werden und jeweils Winkel von 45° bilden. Ein Trigramm setzt sich aus drei Linien zusammen. Diese können durchgezogen (Yang) oder unterbrochen (Yin) sein. Verbindet man zwei Trigramme, entsteht ein Hexagramm. Es gibt insgesamt 64 Hexagramme als Archetypen aller Dinge, Ereignisse und Situationen im Kosmos. Das *I Ging* benutzt sie als Orakel.

Das *I Ging* wurde erdacht, um Hexagramme zu deuten. Jedes Hexagramm enthält einen Namen, ein Urteil und einen Kommentar. Nach einer Legende entdeckte der mystische Fu Hsi (2852–2738 v. Chr.) die Geheimnisse der acht Trigramme an der Flanke eines Drachens. Er verschmolz die Zahlenwerte dieses »Drachendiagramms« und schuf so das He Tu, die »Flusskarte«. Um 600 v. Chr. hatte King Wen die Idee, mit allen möglichen Kombinationen der Trigrammpaare die 64 Hexagramme des *I Ging* zu bilden, und er gab jedem einen Namen. Außerdem verfasste er den Kommentar zu jedem Hexagramm, »Urteil« genannt. Der Herzog von Chou schrieb später ergänzende Kommentare zu einzelnen Linien und zur Symbolik. Konfuzius (Kung Fu Tzu), Patriarch, Ethiker und Zeitgenosse von Chuang Tzu, fügte weitere Kommentare hinzu, die »zehn Flügel«.

Das Orakel des I Ging basiert nicht auf Religion oder Fatalismus, denn Taoisten glauben nicht an ein unabänderliches Schicksal. Wie alle Dinge im Universum ist auch unser Leben einem ständigen Wandel unterworfen. Da wir für unser Schicksal selbst verantwortlich sind, müssen wir unser Leben und unsere Zukunft in die eigene Hand nehmen. Wenn wir das *I Ging* befragen, erhalten wir keine wundersame und definitive Problemlösung, sondern Hinweise auf Richtungen und schöpferische Alternativen, so dass wir harmonischer mit der Situation umgehen können.

Das Pa Kua ist ein Archetyp der Harmonie. Damit ist die Harmonie mit sich selbst und mit der Umwelt (Natur) gemeint. In den beiden ersten Phasen der Meditation des himmlischen Ur-Elixiers fließt der mikrokosmische Zyklus (Xiao Zhou Tien) durch acht Hauptchakras (drei Tore, drei Dan Tiens, Krone und Damm). Diese übersinnlichen Zentren sind nicht die gleichen wie in Indien, obwohl einige von ihnen sich an etwa gleicher Stelle befinden. Wegen der acht Richtungspunkte des Kreises können wir von Pa-Kua-Punkten sprechen; aber man sollte nicht zu tief in die archetypische Bedeutung eindringen oder nach intellektuellen Parallelen im *I Ging* suchen. Die Meditation des himmlischen Ur-Elixiers wird auch Kan-Li-Meditation genannt, weil dabei die Energien der Nieren und des Herzens verschmelzen. Die Symbole dafür sind Wasser (Kan) und Feuer (Li).

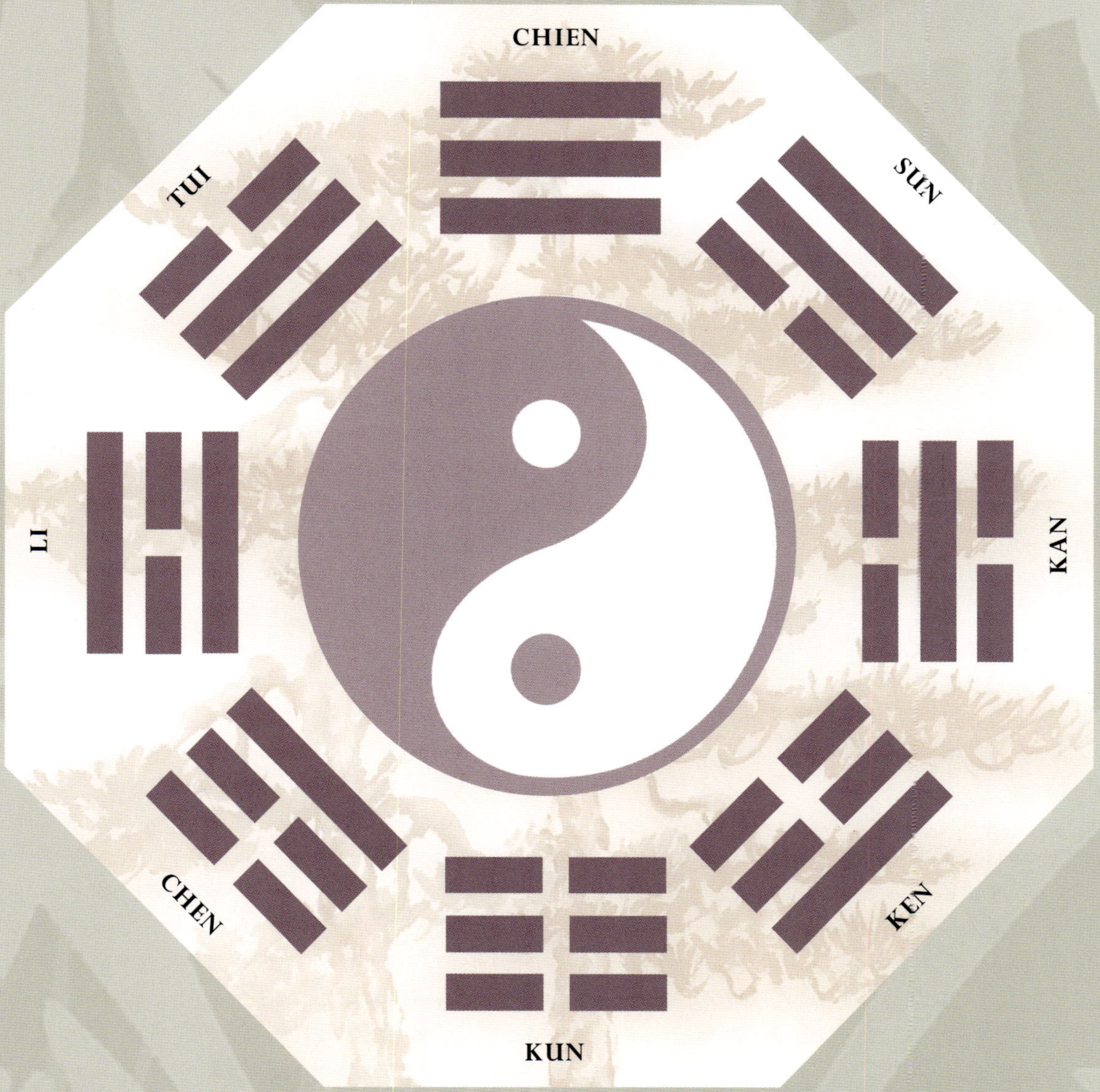
CHIEN
SUN
KAN
KEN
KUN
CHEN
LI
TUI

Die großen Meister

Der genaue Ursprung des Taoismus ist unbekannt, aber moderne Gelehrte und Kleriker stimmen darin überein, dass Lao Tzu der große Meister des Taoismus und der Gelbe Kaiser der herausragendste noch identifizierbare Mitbegründer der Unsterblichkeitstradition war.

Die taoistische Mystik wird oft »Haung-Lao-Denken« genannt, um die beiden großen Meister zu ehren. Chuang Tzu gilt wegen seiner tiefen Einsichten auf der menschlichen, philosophischen und scholastischen Ebene als drittwichtigster Meister.

Der gelbe Kaiser

Haung Di, der Gelbe Kaiser, gilt als erster Kaiser des vereinten China. Er besiegte den Yan-Kaiser und machte aus China eine Nation. Die meisten Chinesen betrachten ihn heute als Ahnherr des Volkes, weil er sehr viel zur chinesischen Kultur beigetragen hat. Wegen seines großen Einflusses auf Kultur und Technik gaben die Gelehrten ihm den Namen »Gelber Kaiser«. Gelb ist die Farbe der Erde, und die Landwirtschaft war in China immer ein wichtiger Erwerbszweig. Die Leistungen des Gelben Kaisers sind mit der Erde verbunden, sie sind eine kulturelle Wiege für Nahrung und Wachstum. Während seiner Herrschaft schuf der Kaiser mit seinen Ministern neue Systeme und Erfindungen, die China als neue, ethisch denkende Nation formten. Zu diesen Beiträgen zählen die Schrift, Münzen, Schiffe, Fahrzeuge, der Kompass, Musiknoten, der Mondkalender, Mathematik, Seidenweberei, Militärstrategie, Waffen und medizinische Bücher wie *Nei Jing* (über innere Medizin) und *Su Wen* (Kurze Fragen).

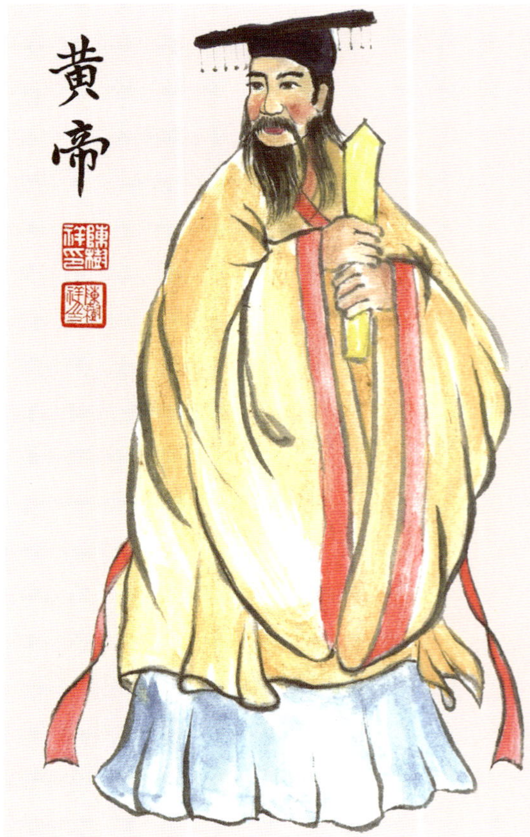

Es ist unmöglich zu beweisen, dass diese Erfindungen wirklich zur Zeit des Gelben Kaisers gemacht wurden. Die kaiserlichen Historiker neigten dazu, die Errungenschaften ihrer Herrscher zu übertreiben. Einige der späteren Alchemisten gaben den Gelben Kaiser sogar als Verfasser ihrer Schriften aus. Dennoch gelten seine medizinischen Werke als einflussreiche Beiträge der taoistischen

Kultur. Viele Leute glauben, dass der Gelbe Kaiser und seine Minister die alchemistische Meditation praktizierten, um lange zu leben oder unsterblich zu werden. Ihre Technik war sehr einfach: Sie »beruhigten den Geist« (Xin Zhai) und »saßen still und losgelöst von Gedanken« (Zuo Wang). Möglicherweise haben sie damit auch die spätere Zen-Meditation beeinflusst.

Die unvoreingenommene Reinheit des Geistes beim Xin Zhai findet eine Parallele in Jesu Ausspruch »Selig sind, die reinen Herzens sind, denn sie werden ihren Gott schauen«. Im Buddhismus ist von diesem reinen Geist ebenfalls die Rede. Der Bodhisattva Avalokitesvara wurde einst von seinem Lehrer angewiesen, die Meditation des Hörens zu üben. »Anfangs lauschte ich dem Strom mit den Ohren. Dann lösten sich meine Ohren von ihm. Als ich mich vom Laut und vom Strom löste, gab es keine Stille und kein Chaos mehr. Und als ich weitermachte, verschwanden alle Dinge. Ich durchschaute die Leerheit aller Dinge, und alle Dinge wurden von der Leerheit aufgenommen. Dann verschwanden sowohl die Schöpfung als auch die Zerstörung, und das Nirwana manifestierte sich.«

Zuo Wang ist dagegen eine Meditation, bei der man sein Ich loslässt. Selbstlosigkeit und Demut sind die Tugenden, die Zua Wang unmittelbar entspringen. Die illusorische Natur aller Dinge wurde daraus nicht direkt abgeleitet wie im Buddhismus, aber die taoistische Auffassung von der materiellen Welt ähnelt der Idee der Maya (der großen Illusion) auf sehr subtile Weise. Allerdings bejahen oder verneinen die Taoisten den Materialismus nicht bewusst und objektiv. Sie verstehen die dualistische Natur des ewigen Wandels aller Dinge und bevorzugen den mittleren Weg, indem sie weder an Gewinnen noch an Verlusten haften.

Etwas entstand aus dem Chaos, ehe der Kosmos sich bildete. Es ist unhörbar und unbegreifbar. Es ist allmächtig und unveränderlich. Es ist allgegenwärtig und ewig. Man kann es als Mutter des Kosmos betrachten.

Tao Te Jing

Lao Tzu (der alte Meister)

Lao Tzu war während der kriegerischen Chou-Dynastie (1121–249 v.Chr.) Archivar im kaiserlichen Palast. Eines Tages kündigte er, sprang auf einen Stier und zog sich bis zum Ende seines Lebens in die Berge zurück. Als er am Schlosstor (Han Gu Guan) ankam, verlangte Yin Xi, der wachhabende Offizier, dass Lao Tzu für ihn ein Buch schreiben solle. Also schrieb Lao Tzu seine mystischen Einsichten über das Tao und seine praktische Bedeutung in etwa 5000 Worten nieder. Das Buch wurde Tao Te Jing genannt. Dann ritt er westwärts und führte ein sehr einfaches Leben als Einsiedler. Er meditierte zwischen hohen Bergen und Wolken und erreichte das außergewöhnliche Alter von 180 Jahren.

Das *Tao Te Jing* ist eines der am häufigsten übersetzten und gelesenen Bücher der Welt. Es ist ein Buch der kosmologischen, philosophischen und mystischen Weisheit. Lao Tzu war möglicherweise der erste Mensch, der vor über 2500 Jahren erfasste, dass der Kosmos aus dem Chaos entstand. Dieser Gedanke stimmt völlig mit der Auffassung der modernen Physik überein.

Dank seiner Meditation verstand Lao Tzu die Größe des Tao. Er wusste, dass das Tao immer neu entsteht, sich ständig verändert, spontan ist, sich dem Wandel anpasst, alles aufnehmen und ausstoßen kann und im Verborgenen wirkt.

Wenn der Mensch von diesen Tugenden lernt, lebt er in Harmonie. Darum müssen wir die Erde beobachten und von ihr lernen. Die Erde sollte vom Himmel lernen und der Himmel vom Tao, weil das Tao von der Spontaneität lernt, deren Quelle das absichtslose Handeln (Wu Wei, wörtlich »Nicht-Tun«) ist.

Die taoistische Lehre vom Wu Wei verlangt, dem Weg der Natur zu folgen und auf impulsives Handeln zu verzichten. Wenn wir dem Rhythmus und dem Wandel der Natur folgen, geschieht alles im Leben auf seine Weise und zu seiner Zeit. Der Beschluss, diesen Weg zu gehen, entspringt nicht dem Fatalismus; er ist die bewusste und kluge Entscheidung, mit sich selbst und mit der Natur im Einklang zu leben. Darum sind auch Selbstlosigkeit und Meditation bewusste und kluge Entscheidungen. Durch inneres absichtsloses Handeln können wir Vernunft, Gefühle und Glaubensinhalte entschleiern und die wahre Wirklichkeit schauen.

Das Weichste in der Welt kann das Härteste besiegen. Es kam von nirgendwo und kann dennoch alles durchdringen. Darum verstehe ich den Vorteil des Nicht-Tuns (Wu Wei). Nur wenige (Menschen) auf der Welt begreifen die Lehre von der Stille und den Vorzügen des Wu Wei.

Ohne das Haus zu verlassen,
weißt du alles über die Welt.
Ohne aus dem Fenster zu schauen,
siehst du das Tao des Himmels.

Je weiter du reist,
desto weniger weißt du.
Darum weiß der Weise, ohne zu reisen,
er versteht, ohne zu schauen,
er vollendet, ohne zu handeln.

Tao Te Jing

Der Weise lebt gemäß Wu Wei und
übt sich in der Meditation.
Er handelt ohne Macht,
er lebt ohne Besitz.
Er gibt, ohne Lohn zu verlangen.
Er ist erfolgreich ohne Dünkel.
Weil er sich nicht für wichtig hält,
gilt er immer als wichtig.

Wer (aus Macht) handelt, scheitert gewiss.
Wer festhält (am Besitz), verliert gewiss.
Der Weise folgt Wu Wei und scheitert nie.
Er hält nichts fest, und darum verliert er nichts.

Tao Te Jing

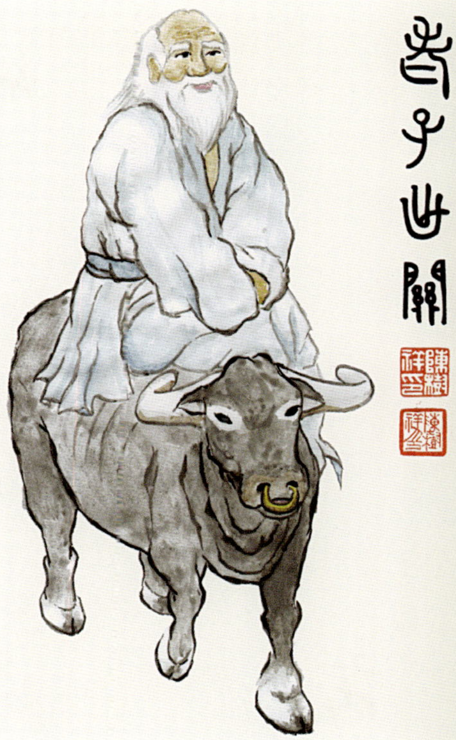

Das Wort »Reise« im *Tao Te Jing* bezieht sich auf vernünftiges Wissen, auf alles, was Erziehung, Kultur und Gesellschaft uns auf- und eingeprägt haben. Auf der menschlichen Ebene fordert Wu Wei von uns, weniger Wünsche und Erwartungen zu hegen. Wenn wir schlicht, maßvoll, mitfühlend und demütig leben, leiden wir niemals Mangel, denn die Natur gleicht alles aus. Wer jedoch seinem Ehrgeiz und seinem Egoismus frönt, stürzt als Folge seines Handelns ins Verderben.

Lao Tzu betrachtete das dynamische Zusammenspiel von Yin und Yang als Einheit. Auf der ethischen Ebene müssen wir diese Einheit der Polaritäten begreifen und dürfen nicht an Extremen haften. Dies ist die Essenz der taoistischen Lehre vom mittleren Weg. Wenn wir ihn gehen, lernen wir, bescheiden und selbstlos zu sein.

Wenn die Welt etwas schön findet, erscheint
Hässlichkeit. Wenn die Welt etwas rechtschaffen
findet, erscheint Böses.

Sei unvollkommen, und du wirst vollkommen.
Beuge dich, und du wirst aufgerichtet.
Sei leer, und du wirst gefüllt.
Nutze dich ab, und du wirst erneuert.

Tao Te Jing

Chuang Tzu oder Meister Chuang

Chuang Tzu (369–286 v. Chr.) war Anhänger von Lao Tzu und Zeitgenosse des Ethikers Konfuzius und des Politikers Mo Tzu. Nachdem er seinen gut bezahlten Posten aufgegeben hatte, führte er ein einfaches Leben als Eremit und widmete sich nur noch der Meditation, um unsterblich zu werden. Chuang Tzu gilt als zweitwichtigster taoistischer Philosoph nach Meister Lao Tzu. Während Lao Tzus Lehre sich auf die philosophischen, kosmologischen und mystischen Aspekte des Tao konzentrierte, war Chuang Tzu ein humorvoller Geschichtenerzähler und optimistischer Psychologe. Er nutzte Gleichnisse, Geschichten und Paradoxa, um seine Lehre zu verdeutlichen, die er in den 33 Kapiteln des Buches von *Chuang Tzu* niederschrieb. Kern seiner Lehre ist der Glaube, dass der Mensch wahre Freiheit und wahres Glück nur findet, wenn er das Tao versteht und in Harmonie mit allem lebt.

Chuang Tzu blickte tief in die menschliche Seele und erkannte das dualistische Zusammenspiel und die Homogenität der Träume und des Wachbewusstseins. Er durchschaute

Wer träumt, fröhlich Wein zu trinken, erwacht vielleicht voller Jammer und Sorge. Wer von Jammer und Sorge träumt, mag nach dem Erwachen die Jagd genießen. Während er träumt, weiß er nicht, dass er träumt, und vielleicht deutet er sogar seinen Traum. Erst nach dem Aufwachen erkennt er, dass er geträumt hat. Das größte Erwachen kommt erst, wenn wir begreifen, dass dieses Leben in Wahrheit ein großer Traum ist.

Buch von Chuang Tzu, Kapitel 2

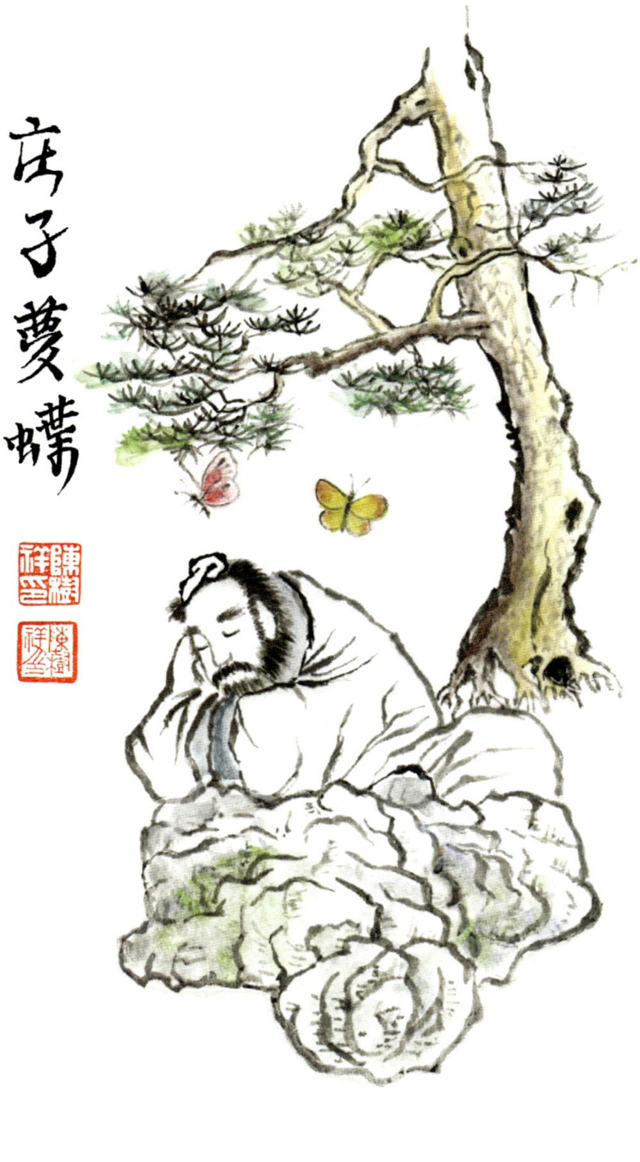

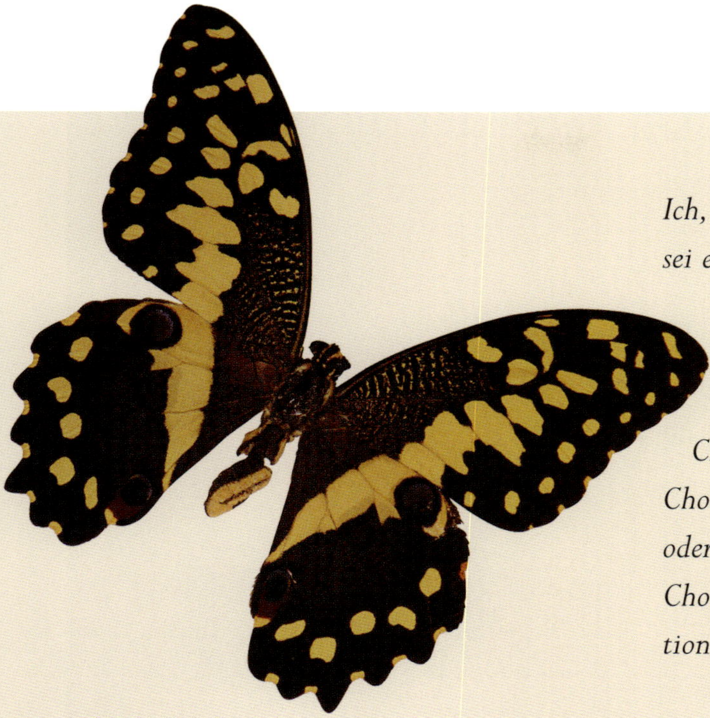

Ich, Chuang Chou, träumte einmal, ich sei ein Schmetterling, der frei und froh herumflatterte. Mir war nicht bewusst, dass ich Chuang Chou war. Plötzlich erwachte ich und war wieder Chuang Chou. Nun weiß ich nicht, ob Chuang Chou träumte, ein Schmetterling zu sein, oder ob der Schmetterling träumte, Chuang Chou zu sein. Das nennt man Transformation der Materie.

Buch von Chuang Tzu, Kapitel 3

die Illusion der Realität und begriff, dass wir am Leben und am materiellen Besitz nicht festhalten können. Darum empfahl er, völlig sorglos zu leben.

Chuang Tzu sagte: »Ein edler Mensch ist selbstlos, ein spiritueller Mensch strebt nicht nach Ehre, und ein Weiser hält sich nicht für wichtig.« Er glaubte, dass die Menschen in einer idealen Gesellschaft selbstlos werden können. Er verstand, dass alles sich ständig verändert und dass der Mensch nur dann wahrhaft frei wird, wenn er alle Fesseln abstreift. Gut oder Schlecht, Reich oder Arm, Verlust oder Gewinn, Leben oder Tod sind Momentaufnahmen und ändern sich ständig, weil das Eine zum Anderen und das Andere zum Einen werden kann. Es wäre also sinnlos, das Eine mit dem Anderen zu vergleichen. Weil im Leben und im Tod nichts absolut oder ewig ist, müssen wir lernen, alles ohne Vorurteile zu akzeptieren und alles loszulassen.

Als Chuang Tzus Frau starb, setzte er sich auf eine Matte und sang und trommelte, anstatt zu klagen. Sein Freund Hui Shih war empört darüber, doch Chuang Tzu erklärte:

»Wäre dies ihr erster Tod, müsste ich trauern. Aber lass uns vom Anfang ausgehen. Ursprünglich gab es weder Geburt noch Form. Es gab auch kein Qi. Dann kam es im großen Chaos zu einem Wandel, und es entstand Qi. Qi wurde zur Form, und aus der Form wurde Leben. Jetzt wird sie wieder zum Tod. Es ist wie beim Wechsel der vier Jahreszeiten. Meine Frau schläft nun in einem großen Palast (im Tao). Würde ich weinen und klagen, verstünde ich den Sinn des Lebens nicht. Darum verwehre ich mir die Klage.« (*Buch von Chuang Tzu,* Kapitel 18)

Unsterblichkeit und die alchemistische Meditation

Die taoistischen esoterischen Methoden, die das Qi harmonisieren und uns spirituell befreien, werden »Methoden der Unsterblichkeit« (Xian Shu) genannt. Der frühe Taoismus war nur philosophisch und mystisch gesinnt. Die Versenkung war ein Mittel zur Selbstschulung und zu einem Leben im Einklang mit der Natur und dem Kosmos.

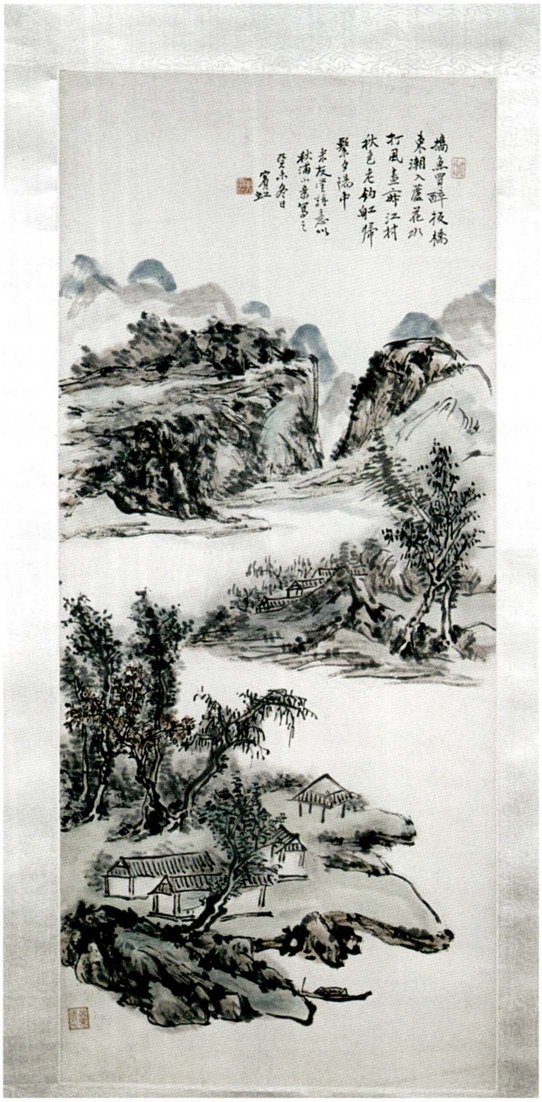

Dichter, Künstler, Einsiedler und Weise entwickelten und praktizierten die frühen taoistischen Meditationstechniken. Als diese ersten, fragmentarischen Methoden allmählich verfeinert wurden, legten sie den Grundstein für die späteren alchemistischen Meditationstechniken der Unsterblichkeit.

Ähnlich wie die meditativen Traditionen der Hindus und Buddhisten, die empfindende Wesen aus dem karmischen Kreislauf befreien sollten (nach der Karmalehre hat jede Handlung Folgen in der Zukunft), entwickelten auch die Taoisten die esoterisch-alchemistischen Meditationstechniken weiter, um den Geist (Shen) vom Kreislauf der Geburt und Wiedergeburt zu erlösen. Der taoistische Weg der spirituellen Erleuchtung schließt die Stärkung und Verfeinerung aller körperlichen, seelischen und geistigen Energien ein. Die Transformation dieser Energien verjüngt den Körper und verlängert das Leben. Ein erleuchteter Geist wird selbstlos und verlässt nach und nach den Körper, um sich mit dem Tao zu vereinigen, der Quelle der Schöpfung, der großen Leere. So wird er unsterblich. Letztlich geht es darum, die Verwandtschaft zwischen dem hohem Bewusstsein (Geist) und dem Schöpfer (Tao) neu zu begründen.

Das Tao gebar eins.
Eins gebar zwei.
Zwei gebaren drei.
Drei gebaren die Myriaden Dinge.

Die frühen Taoisten werden Tao Jia und Xian Jia (Unterbliche) genannt. Im Grunde gibt es zwischen ihnen keine großen Unterschiede, weil sie beide dem Tao folgten. Die Anhänger des Xian Jia widmeten allerdings ihr ganzes Leben dem Streben nach Unsterblichkeit. Sie lebten als Einsiedler und hatten keinen oder wenig Kontakt mit der Gesellschaft. Man glaubt, dass diese Immortalisten zuerst während der Periode der Krieg führenden Staaten (475–221 v. Chr.) in der Küstenregion der Staaten Yan und Qi auftraten. Man nannte die ersten Immortalisten »echte Menschen« (Zhen Ren), »Elixier-Meister« (Fang Shi) und »unsterbliche Menschen« (Xian Ren). Die echten Menschen entsprechen den Weisen unserer westlichen Tradition. Die Meister der Elixiere waren Magier oder Medizinmänner, und die Unsterblichen waren hoch entwickelte spirituelle Wesen mit göttlichen Attributen.

Die Taoisten glauben, dass alle Dinge dem sich selbst erzeugenden, schöpferischen, universellen Tao entspringen. Das Tao bringt die universelle Primärenergie (Yuen Qi) hervor. Qi durchdringt das ganze Universum, es ist die Lebensenergie, die in den Meridianen durch den Körper kreist. Der *Inneren Medizin (Nei Jing)* des Gelben Kaisers zufolge gibt es im Körper verschiedene Arten von Qi, zum Beispiel das nährende Qi (Jan Qi), das abwehrende Qi (Wai Qi) und das atmende Qi (Chung Qi). Sie alle stammen aus derselben Quelle, aus dem universellen, primären Qi (Yuen Qi), das schon vor der Geburt des Kosmos im Chaos existierte.

Das Wort »eins« im Zitat oben rechts meint dieses universelle, primäre Qi. Es ist die Energie, dem das Universum und die Myriaden Dinge ihre Entstehung verdanken. Wir alle wurden mit unterschiedlichen Mengen von Primär-Qi und Lebensessenz (Jing) im Körper geboren. Unsere Nieren speichern und regulieren das Jing, das seinerseits während unseres ganzen Lebens das Wachstum, die Gesundheit, die Potenz und die Vitalität steuert. Die Jing-Menge im Körper entscheidet über das körperliche und seelische Wohlbefinden. Ein Nachlassen der Nierenfunktion und ein Mangel an Jing führen zu Furcht, Sorgen, Krankheiten und Alterung. Durch die alchemistische Meditation können wir Jing in feineres primäres Qi umwandeln. Die Folge ist eine seelische und körperliche Harmonie, die Gesundheit und langes Leben ermöglicht.

Die schrittweise Transformation der Energien schließt symbolische Prozesse ein, bei denen es um das Sammeln und Bereiten von Arzneien geht. Darum wird die alchemistische Meditation als »Methode des inneren Elixiers« (Nai Dan Fa) bezeichnet. Der untere Dan Tien wird symbolisch als Kessel aufgefasst, in dem die körperlichen, seelischen und geistigen Zutaten gesammelt, verarbeitet und in Medizin (Elixier) umgewandelt werden. Die Arznei ernährt allmählich die körperliche, seelische und spirituelle Sphäre und transformiert sie in höhere Energien und Inspirationen. Wenn die Arznei reif ist, wird der Körper gestärkt und verjüngt. Der Geist (Shen) wird geläutert und rein, ohne Begehren und Erwartungen, ohne Künstlichkeit. Dann ist er frei von der Last der körperlichen, seelischen und materiellen Wünsche.

Die taoistisch-alchemistische Meditation umfasst vier Hauptstadien der Energieumwandlung. Der Prozess der seelisch-körperlichen Harmonisierung findet in den beiden ersten Phasen statt, die man als »Wiederherstellung der menschlichen Natur (Xing) und des Lebens (Ming) bezeichnet. Letztlich geht es um die Ausgewogenheit der Herzenergie (Feuer) und der Nierenenergie (Wasser). Mit anderen Worten: Die seelisch-körperliche Harmonisierung ist die Errungenschaft eines gesunden Körpers und eines gesunden Geistes. Die taoistische Unsterblichkeit ist die Folge einer spirituellen Neugeburt: Einstellungen, Energien, Wahrnehmung und Lebensziele werden transformiert.

Wer zu anderen gütig ist, der ist nach Auffassung der Taoisten gütig zu sich selbst und seinem Körper. Wenn Sie gütig sind, erzeugen Sie auch Harmonie, Ruhe, Liebe, Verständnis und Mitgefühl. Diese harmonischen Emotionen lösen im Körper harmonische Schwingungen aus, und die Folge

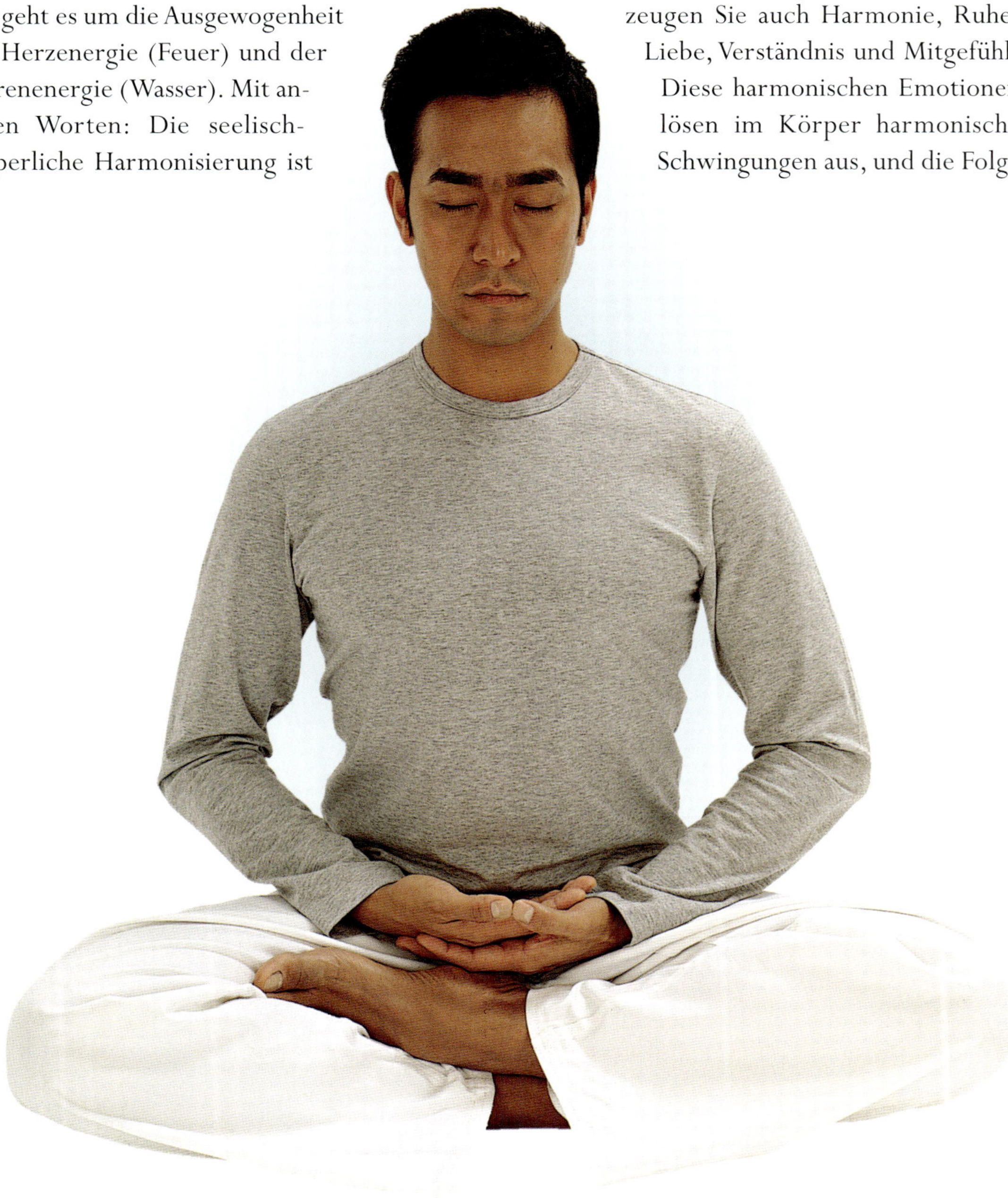

sind Ausgewogenheit und ein guter Qi-Fluss. Wenn Sie dagegen Hass, Gier, Eifersucht, Furcht, Sorgen, Depression oder Wut ausdrücken, erzeugen Sie Disharmonie im Körper, quälen die Seele und schwächen den Geist. Disharmonie und ein unregelmäßiger Qi-Strom führen zu Chaos, beschleunigter Alterung und Krankheiten.

Die Unsterblichen

Die Tradition kennt fünf Gruppen von Unsterblichen:

- ***Seelen-Unsterbliche*** (Gui Xian) haben in höherem Alter mit der alchemistischen Meditation begonnen. Trotz ihrer spirituellen Fortschritte hindert ein abgenutzter und gealterter Körper sie an der körperlichen Verjüngung. Seelen-Unsterbliche können die endgültige Vereinigung mit dem Tao in ihrer nächsten Inkarnation erreichen.
- ***Menschliche Unsterbliche*** (Ren Xian) haben ihren Körper erfolgreich verjüngt und dürfen ein außergewöhnlich langes Leben genießen. Sie haben jedoch die beiden letzten Stadien der alchemistischen Meditation noch nicht ganz erreicht. Obwohl sie körperlich mehr erreicht haben als die Geist-Unsterblichen, sind sie spirituell nicht so fortgeschritten wie die Seelen- oder Erd-Unsterblichen.
- ***Erd-Unsterbliche*** (Di Xian) haben das zweite Stadium der Meditation erreicht. Ihr Geist ist aber noch nicht vollständig befreit, da sie immer noch im Anfangsstadium des dritten Teils der Meditation verharren. Hier handelt es sich nur um erdgebundene Unsterbliche mit außergewöhnlicher Gesundheit und Langlebigkeit.
- ***Geist-Unsterbliche*** (Shen Xian) haben den Geist vom Körper befreit, aber sie befinden sich immer noch in der ersten Phase des letzten meditativen Stadiums. Sie haben den Körper maximal verjüngt und besitzen übersinnliche Fähigkeiten, so dass sie anderen Menschen im Traum erscheinen können, um mit ihnen zu sprechen oder sie mit Gedanken zu heilen. Außerdem können sie selbst über ihr Leben und ihren Tod bestimmen. Sie ähneln sehr den Schutzengeln des Christentums und den Geistführern der Spiritualisten.
- ***Himmlische Unsterbliche*** (Tien Xian) haben unter den Unsterblichen den höchsten Rang, weil sie das letzte Stadium der alchemistischen Meditation erreicht haben: die Vereinigung mit dem Tao. Sie besitzen göttliche Attribute und können sich in vielen Dimensionen gleichzeitig materialisieren. Himmlische Unsterbliche werden oft als goldene Unsterbliche (Jin Xian) bezeichnet, weil sie eine goldene Aura haben. Sie sind allgegenwärtig, allmächtig und allwissend, denn sie sind eine Manifestation ihres Schöpfers, des Tao. Eine solche Transformation des Bewusstseins ist nur vergleichbar mit der Buddhanatur oder mit der Aussage Jesu »Ich und der Vater sind eins.«

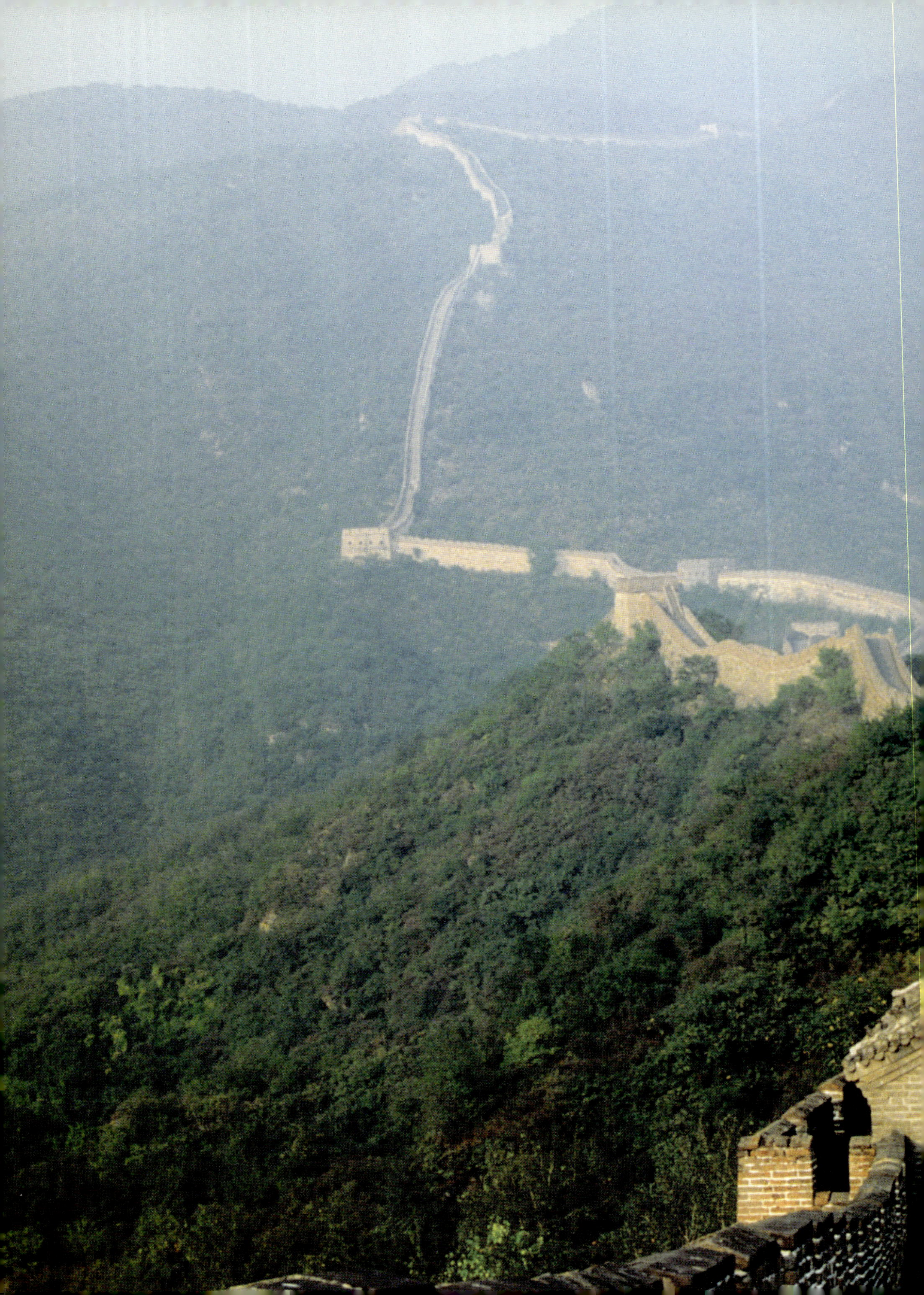

DAS PROGRAMM DER VERJÜNGUNG

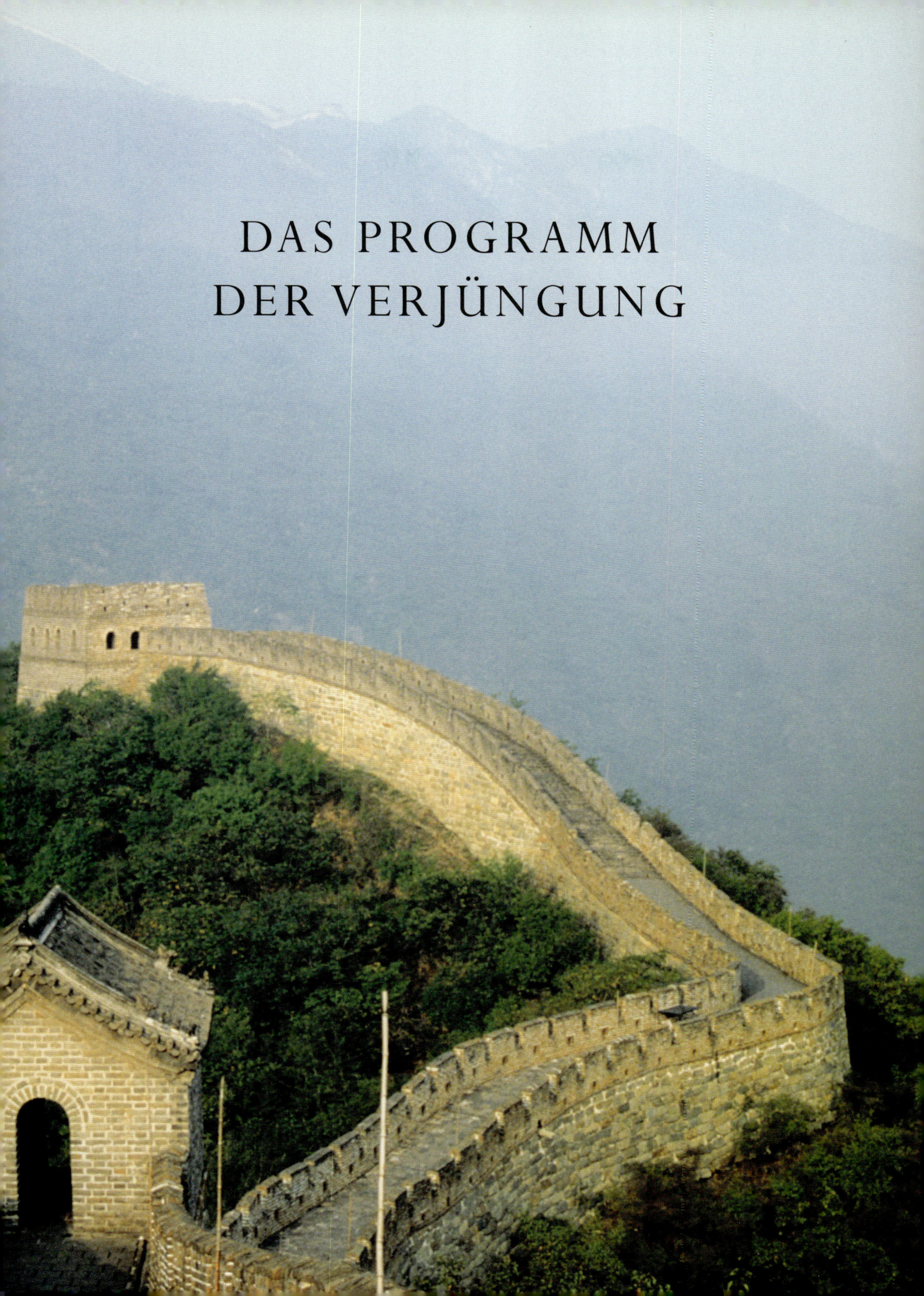

Vorbereitung

Beruhigen Sie den Geist und entspannen Sie den Körper. Diese Vorbereitungsphase ist die erste Stufe der alchemistischen Meditation. Die Meditation des himmlischen Ur-Elixiers setzt eine klare Innenschau und tiefe Konzentration voraus. Um sich auf Ihre innere Wirklichkeit einzustimmen, müssen Sie lernen, den Geist zu beruhigen und den Körper zu entspannen.

Genau darum geht es in der Vorbereitungsphase. Wenn Sie den Geist beruhigen und den Körper entspannen können, sind Sie bereit für die tieferen Versenkungen des mikrokosmischen Zyklus (siehe Seite 70–73). Die meisten Menschen wissen nicht, wie man sich entspannt. Wenn wir wach sind, empfangen und verarbeiten die Sinne unaufhörlich Signale und Informationen aus der äußeren Welt, sei es bewusst, sei es vorbewusst oder unbewusst. Da der Geist dem Überleben dient, muss er die von den Sinnen gesammelten Informationen ständig verarbeiten, damit wir auf sie reagieren können. Des-

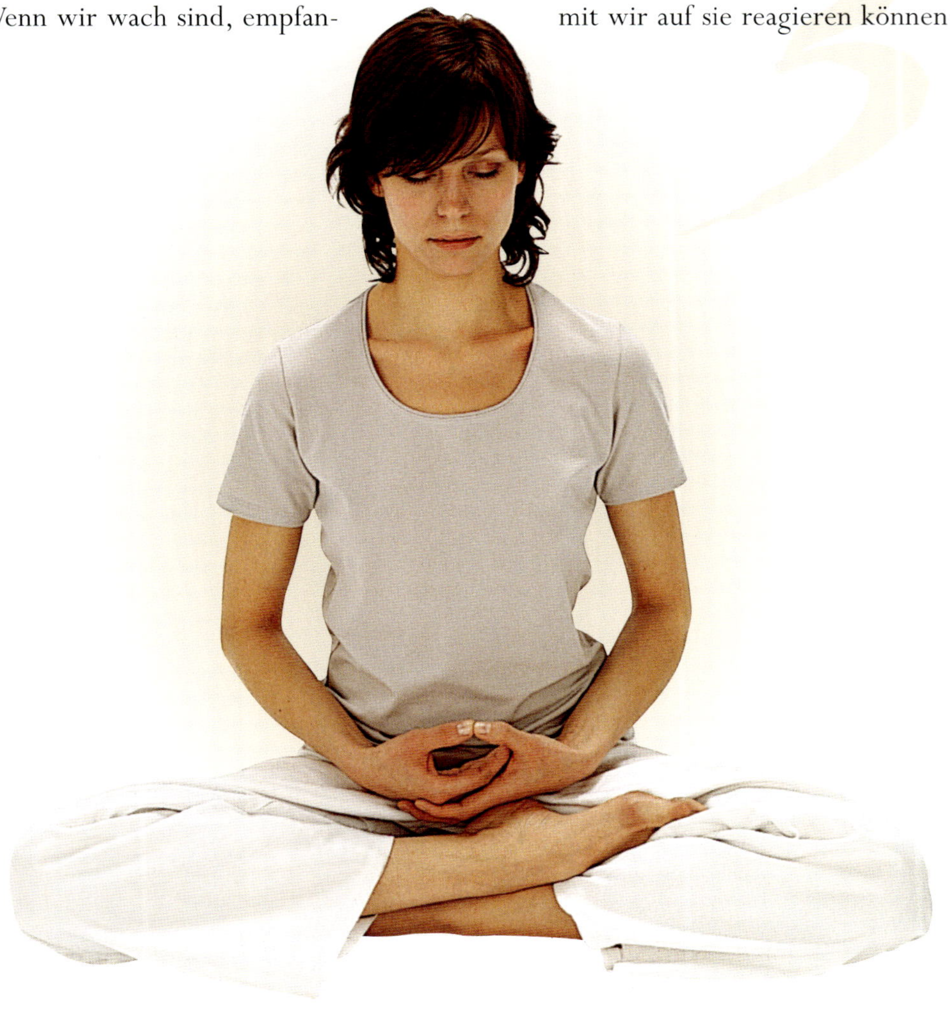

halb sind unsere Gedanken im Wachzustand pausenlos mit den vielen Facetten der äußeren Umgebung beschäftigt. Und während die Sinne aktiv sind, reagiert der Körper auf ihre Befehle. Einer dieser Befehle lautet »Kampf oder Flucht«.

Kampf oder Flucht

Die Kampf-oder-Flucht-Reaktion ist ein evolutionärer Überlebensinstinkt für Notfälle. Wenn Sie sich in einer gefährlichen Lage befinden, sendet der Hypothalamus im Gehirn ein Signal an die Nebennieren, und innerhalb von Sekunden ermöglicht es Ihnen ein Adrenalinstoß, schneller zu laufen, härter zu schlagen, lauter zu schreien und besser zu sehen und zu hören als im Normalzustand. Das Herz schlägt doppelt so schnell, um den Muskeln in den Armen und Beinen mehr Energie zu liefern. Andere Körperfunktionen, etwa die Verdauung und die Fortpflanzung, setzen zeitweilig aus, weil das Überleben wichtiger ist. Diese Reaktion ist sehr nützlich, wenn wir uns in Lebensgefahr befinden.

Heute sind die meisten Gefahren, mit denen wir zu tun haben, nicht lebensbedrohend. Dennoch reagiert unser Selbsterhaltungstrieb so, als drohe uns der Tod. Ein banaler Streit mit dem Partner, ein Verkehrsstau, schwierige Vertragsverhandlungen am Arbeitsplatz oder die Suche nach einem verlorenen Dokument vor einer wichtigen Besprechung – das alles deuten wir instinktiv als kritische Situation. Der Körper reagiert ständig auf solche Ereignisse, als ob Lebensgefahr bestünde, und pumpt Adrenalin ins Blut, um uns auf den Kampf ums Überleben vorzubereiten.

Von modernen Menschen wird jedoch auch ein zivilisiertes Verhalten erwartet. Darum reißen wir uns zusammen und bleiben äußerlich ruhig, selbst wenn wir instinktiv weglaufen oder kämpfen wollen. Diese lang anhaltende Überschwemmung mit Adrenalin und die Unfähigkeit des Körpers, das Hormon zu verbrauchen, haben mit der Zeit schlimme Folgen, zum Beispiel Wut, Depressionen, Erschöpfung, Angst, Magengeschwüre, Bluthochdruck oder Herzkrankheiten. Wenn Sie also Symptome wie häufige Kopfschmerzen, Verspannungen in den Schultern und im Hals, Angst, Wutanfälle, unerklärliche Ausschläge, Schwindel, Benommenheit, chronische Erschöpfung, Hitzewallungen, Verdauungsstörungen oder Schlaflosigkeit bei sich feststellen, leiden Sie vielleicht an Stress.

Meditation

Die Meditationsübung (siehe Seite 39-43) hilft dem Körper, sich zu entspannen und die Kampf-oder-Flucht-Reaktion zu überwinden. Der Geist beruhigt sich und kann besser beurteilen, ob Sie sich in Gefahr befinden oder nicht. Sie erlernen die Kunst der tiefen Konzentration, indem Sie die Gedanken ruhen lassen und alle äußeren Einflüsse ausblenden. Während der tiefen Entspannung kann der Körper sich regulieren und heilen. Sobald der Körper gelernt hat, sich vollständig zu entspannen, wird auch die Konzentration tiefer. Dann kann der Geist den Zustand des reinen Bewusstseins erreichen, den die Buddhisten als »unbefleckten Spiegel« bezeichnen. Wenn der Geist so gesammelt ist, bleiben die Gedanken von äußeren Einflüssen unberührt, und Sie empfinden ein neues Gefühl der Klarheit. Jetzt kann der Geist in Bereiche jenseits des Verstandes und der normalen Sinneswahrnehmung vordringen; Sie werden kreativer und können schärfer denken. Nachdem Sie diese erste Phase der alchemistischen Meditation gemeistert haben, sind Sie bereit für die zweite Phase: Die Meditation des himmlischen Ur-Elixiers (siehe Seite 64).

Die erste Meditationsübung ist traditionell »Stillsitzen und die Gedanken loslassen« (Zuo Wang), »Beobachtung des Lichts« (Guan Guang) oder »Atemregulierung« (Tiao Xi). Der übliche Umgang mit diesen zu simplen Techniken bereitet jedoch dem uninitiierten westlichen Geist enorme Schwierigkeiten. Deshalb habe ich mich für eine einfachere Methode entschieden, eine systematische Folge von Übungen, die Visualisierung und die »Beobachtung des Lichts« verbindet.

Lächeln

Als ich vor etwa 33 Jahren Tai Chi Chuan studierte, lernte ich, bei den Bewegungen, vor allem beim doppelten Handstoß, ein wenig zu lächeln. Damals verstand ich den Sinn solcher kleiner Gesten nicht, aber ich befolgte die Anweisung, ohne zu fragen. Später fand ich heraus, dass ein Lächeln die beste und wirksamste Vorbereitung auf die Meditation ist, weil es sowohl die willkürlichen als auch die unwillkürlichen Muskeln entspannt (auf Seite 134–135 gehe ich genauer darauf ein).

Etwa 95 Prozent unserer Gefühle werden mit dem Kopf – vom Hals bis zum Scheitel – ausgedrückt. Wenn Sie glücklich, traurig, wütend oder mitfühlend sind, zeigen Sie diese Gefühle immer durch Ihren Gesichtsausdruck. Wenn Sie jemanden mit einem Lächeln oder mit gerunzelter Stirn grüßen, erwidert er unwillkürlich Ihre Emotion. Schwedische Forscher haben festgestellt, dass unser Unterbewusstsein die Gesichtsmuskeln steuert. Versuchen Sie einmal, einige Sekunden lang die Stirn zu runzeln und dann sofort zu lächeln – es wird Ihnen schwer fallen. Wahrscheinlich versuchen Sie so intensiv, die Gesichtsmuskulatur in den Griff zu bekommen, dass Sie nur ein trauriges Lächeln zustande bringen. Entspannen Sie die Muskeln stattdessen mit einer Massage, und probieren Sie nach einer oder zwei Minuten ein leichtes Lächeln. Diesmal sollte es Ihnen mühelos gelingen, weil die Muskeln entspannt sind.

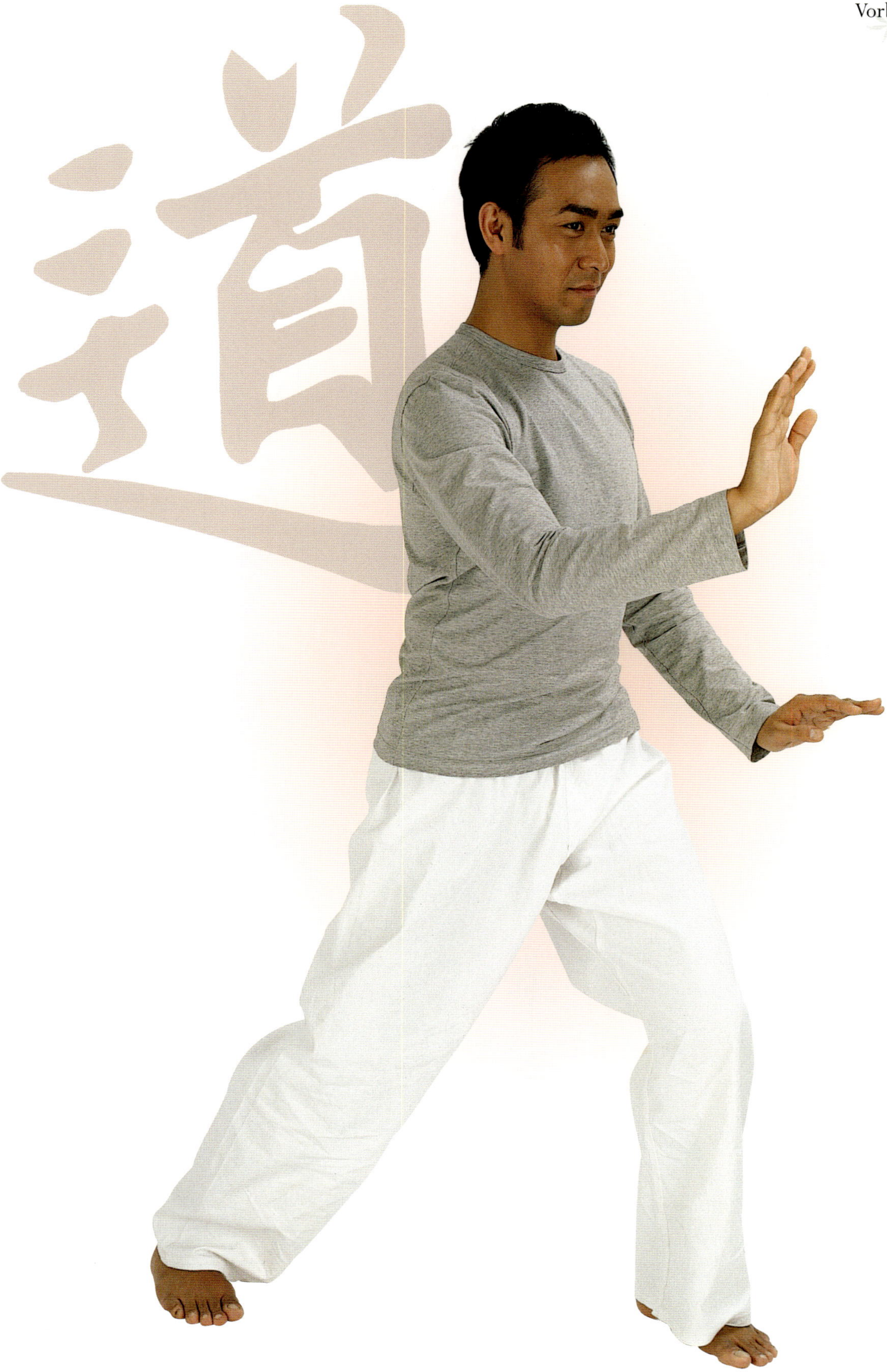
道

Die Umgebung beim Meditieren

Wenn Sie meditieren, ist es wichtig, eine gewisse Routine einzuhalten, zum Beispiel eine bestimmte Zeit und einen bestimmten Ort auszuwählen und lockere Kleidung zu tragen.

Zeit und Ort

Wählen Sie einen Zeitpunkt, der in Ihren Tagesablauf passt, und halten Sie sich diese Minuten wirklich frei. Am besten meditieren Sie jeden Tag am gleichen Ort und zur gleichen Zeit. Wenn Sie sich für den spirituellen Weg entschieden haben, bringt nur völlige Hingabe die gewünschten Ergebnisse. Der Ort der Meditation muss für Sie ein heiliger Ort sein, und Sie sollten sich strikt an die festgesetzte Zeit halten, denn sie ist der »goldene Teil« Ihres Tages. Meditieren Sie nicht unmittelbar vor oder nach einer hektischen Phase des Tages und nicht mit vollem Magen. Falls Ihre Gedanken noch mit der Arbeit beschäftigt sind, warten Sie am besten, bis Sie sich beruhigt haben.

Wenn Sie im Wohnzimmer meditieren, sollten Sie damit warten, bis alle anderen Familienmitglieder zu Bett gegangen sind, damit niemand Sie stört. Noch besser ist es, wenn Sie morgens als erster aufstehen. Wenn möglich, sollten Sie einen Raum ausschließlich zum Meditieren benutzen. Schichtarbeiter können beispielsweise zwei Stunden vor dem Schlafengehen oder eine halbe Stunde nach dem Aufstehen üben. Auf diese Weise entsteht trotz der Schichtwechsel ein Verhaltensmuster. Meditieren Sie nicht unmittelbar vor dem Schlafengehen, damit Sie nicht vor Müdigkeit einschlafen, aber auch nicht sofort nach dem Aufwachen, weil Sie dann noch nicht ganz wach sind.

Kleidung

Es ist äußerst wichtig, bequeme und lockere Kleider zu tragen, besonders an der Taille und im Brustbereich, damit das Zwerchfell und der Brustkorb sich frei bewegen können. Bei Männern kann sich in manchen Phasen der Meditation eine spontane Erektion einstellen. Es ist daher ratsam, keine enge Unterwäsche zu tragen (auf Seite 72-73 erfahren Sie mehr über dieses Phänomen, das Sheng Yang genannt wird). Frauen sollten auf einen Büstenhalter verzichten.

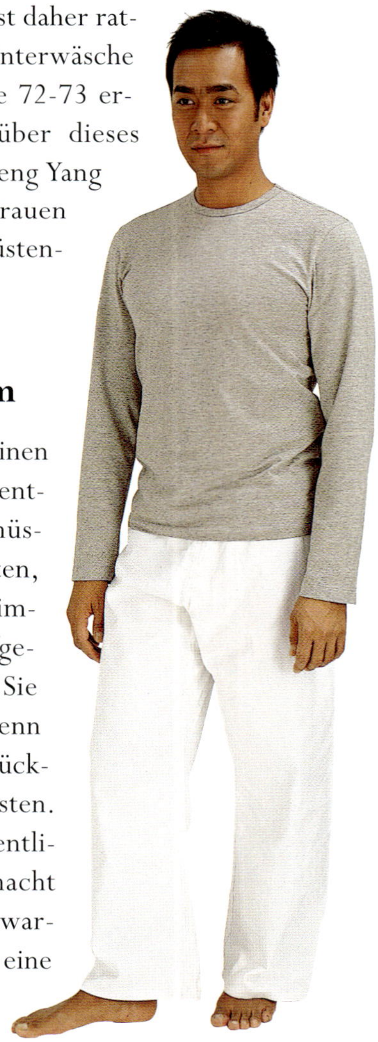

Das Heiligtum

Sobald Sie sich für einen Ort und eine Zeit entschieden haben, müssen Sie darauf achten, dass Ihr Heiligtum immer sauber und aufgeräumt ist. Werfen Sie Gerümpel weg, denn ein spärlich geschmückter Raum ist am besten. Eine schlichte, ordentliche Umgebung macht Sie ruhig und erwartungsvoll, während eine geschäftige,

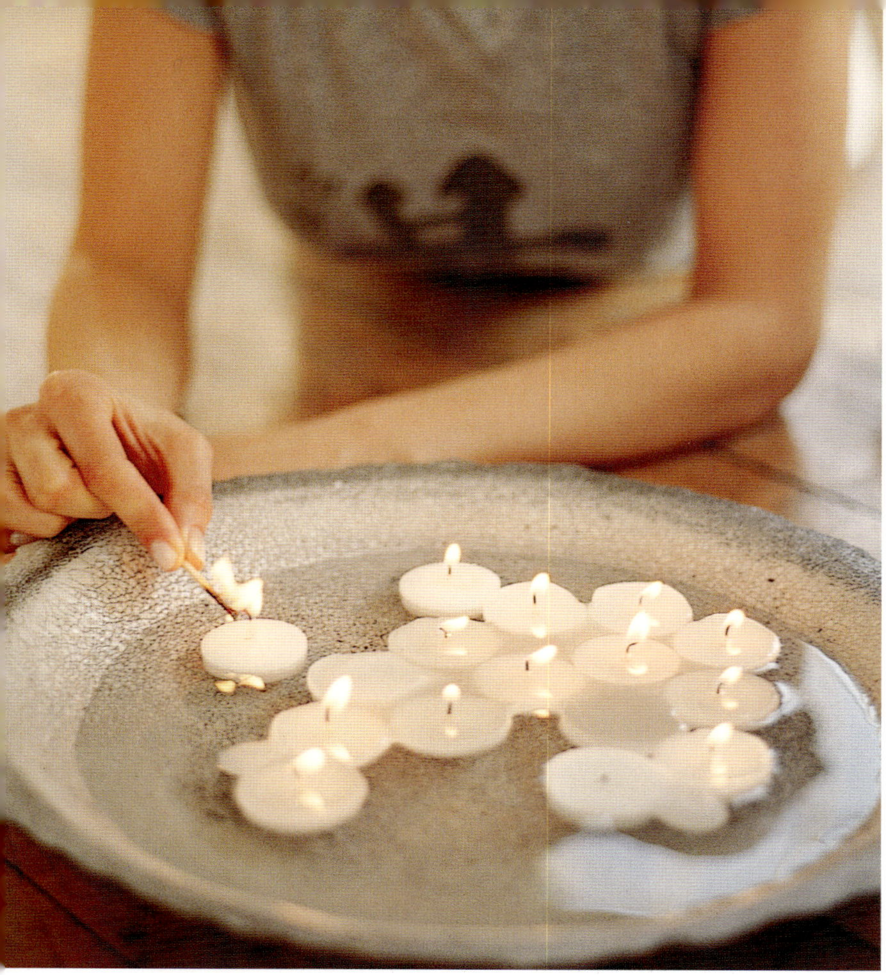

schmutzige und mit Kram vollgestopfte Umgebung hektische Energie ausstrahlt. Sie können ein Räucherstäbchen oder eine Duftkerze anzünden, um die Atmosphäre zu verbessern. Noch besser ist ein Ionisator oder ein Verdunster für die Aromatherapie. Der Ionisator gibt negative Ionen ab und erzeugt eine saubere Gebirgsluft. Ein Verdunster erfreut Sie mit sanften, heilenden Düften. Ätherische Öle wie Lavendel oder Kiefernadel haben ein beruhigendes Aroma, das den meditativen Zustand fördert. Meiden Sie strenge Düfte, die Ihre Konzentration stören. Benutzen Sie eine kleine Tischlampe mit Schirm, wenn Sie abends üben. Wenn Sie tagsüber meditieren, sollten Sie die Vorhänge schließen. Das Zimmer darf weder zu kalt noch zu warm sein, da die körperlichen Reaktionen sonst die Aufmerksamkeit ablenken. Wenn Sie zu Hause meditieren, sollten Sie die Tür schließen, um zu demonstrieren, dass Sie sich zeitweilig von der äußeren Welt zurückziehen. Sorgen Sie aber für gute Belüftung.

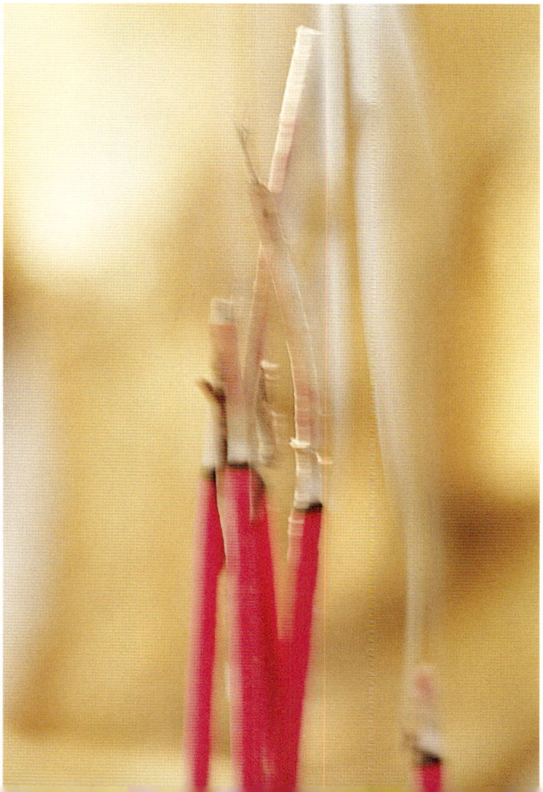

Die Haltung

Beim Meditieren ist keine bestimmte Haltung vorgeschrieben. Es ist jedoch wichtig, eine gute Sitzposition einzunehmen, damit Sie Fortschritte machen.

Sie können auf einem Stuhl oder auf dem Fußboden sitzen, im letzteren Fall auf einem Teppich. Auf dem Boden sitzt man traditionell mit gekreuzten Beinen. Wenn Sie wollen, können Sie auch den einfachen oder doppelten Lotossitz einnehmen. Auf dem Stuhl spreizen Sie die Beine gleichmäßig und etwas mehr als schulterbreit. Falls Sie Rückenbeschwerden haben, schieben Sie ein Kissen als Stütze hinter den Rücken. Es ist äußerst wichtig, den Rücken

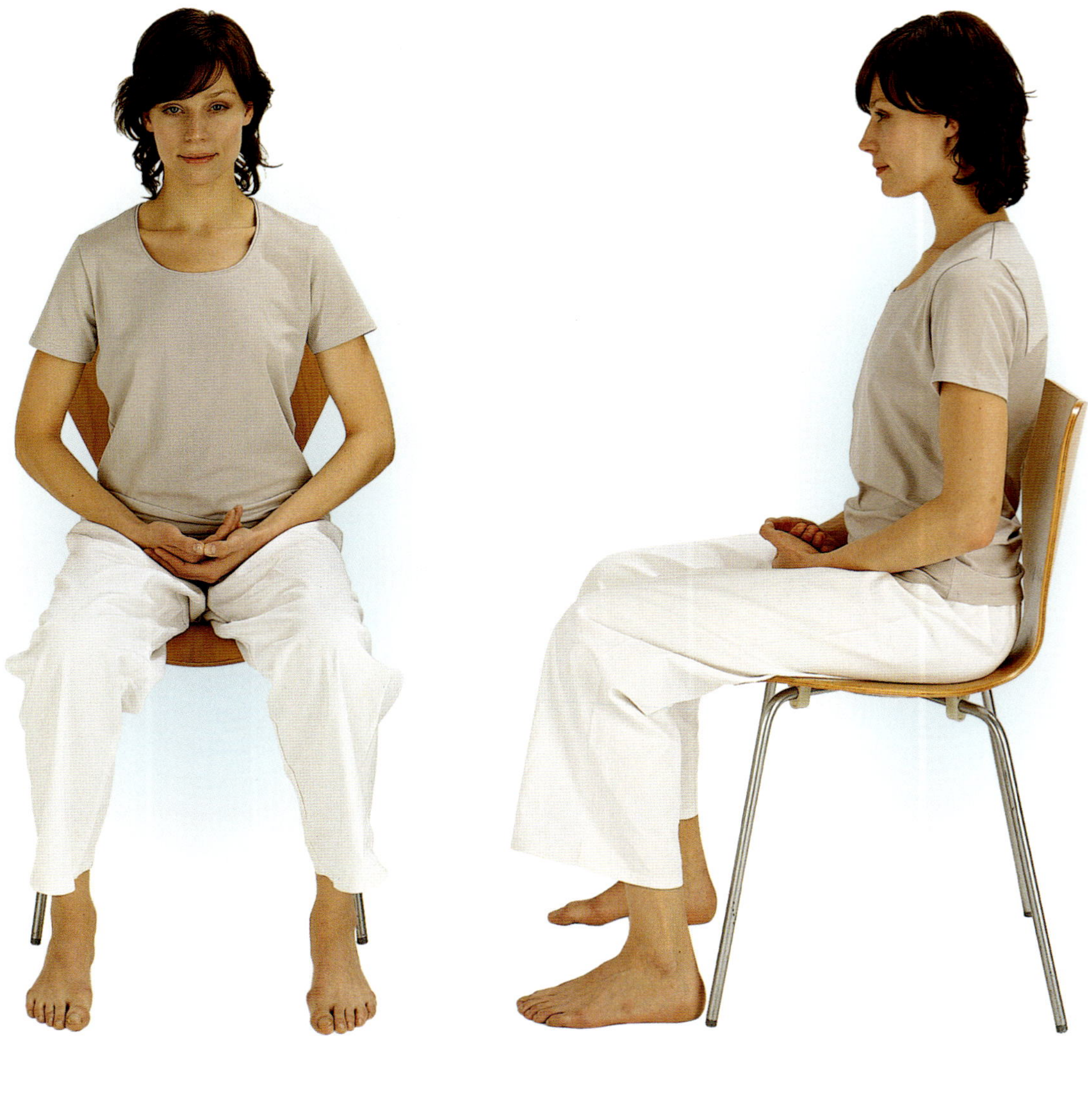

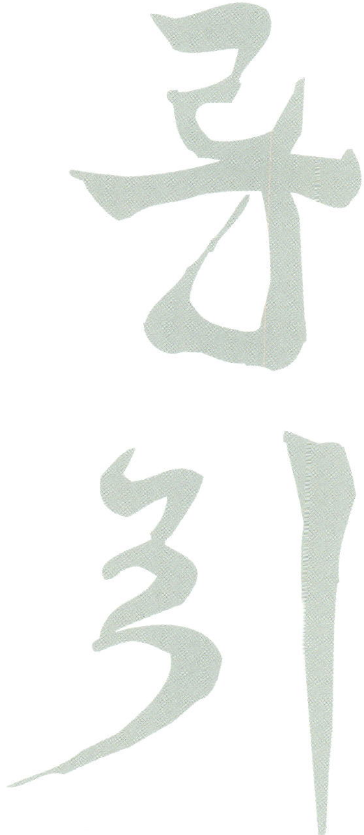

gerade zu halten, also Rundrücken oder Hohlkreuz zu vermeiden. Eine schlechte Haltung bringt den Körper aus dem Gleichgewicht und stört die Konzentration. Ein klassischer Spruch, die »Vier Wege zum Gleichgewicht«, fasst die Bedeutung der korrekten Haltung beim Meditieren zusammen:

Wenn der Kopf im Gleichgewicht ist,
ist der Körper im Gleichgewicht.
Wenn der Körper im Gleichgewicht ist,
ist die Energie (Qi) im Gleichgewicht.
Wenn die Energie im Gleichgewicht ist,
ist der Geist im Gleichgewicht.

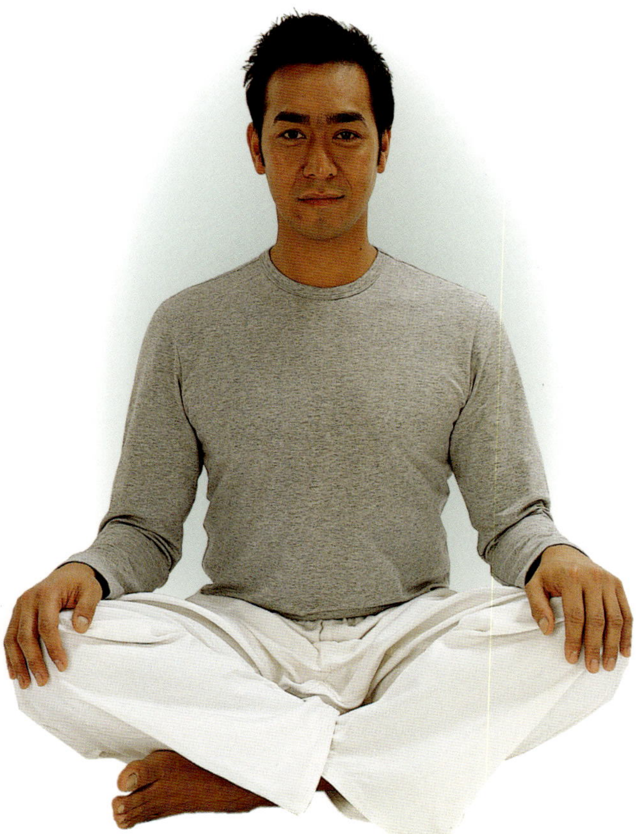

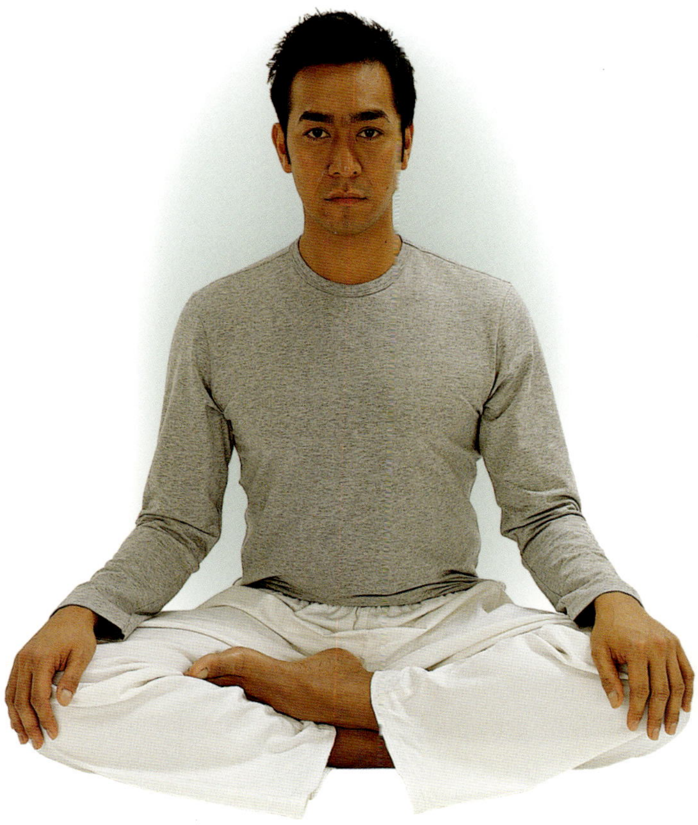

Wenn Sie bequem und entspannt sitzen, reiben Sie die Handflächen aneinander, bis sie warm sind. Legen Sie die Hände dann aufs Gesicht, und massieren Sie es kreisförmig 36 Mal. Erspüren Sie die Muskelspannung mit den Fingerspitzen, und massieren Sie verspannte Stellen gründlicher. Wenn Sie wollen, können Sie so lange massieren, bis das Gesicht völlig entspannt ist. Legen Sie die Hände dann so auf den Schoß, dass sie eine Tai-Chi-Geste (Mudra) machen. Jetzt sind Sie für das nächste Stadium der Meditation bereit.

Die linke Seite gilt traditionell als männlich und die rechte als weiblich. Männer legen daher die linke Handfläche unter die rechte, und Frauen machen es umgekehrt. Das Gleiche gilt für gekreuzte Beine. Meiner Meinung nach ist diese Regel allerdings übertrieben. Wie wir die Hände auflegen, hängt davon ab, ob wir Rechts- oder Linkshänder sind; außerdem ist es eine Frage der Gewohnheit. Solange Ihre Hände und Beine sich wohlfühlen, brauchen Sie sich um diese Tradition nicht zu kümmern.

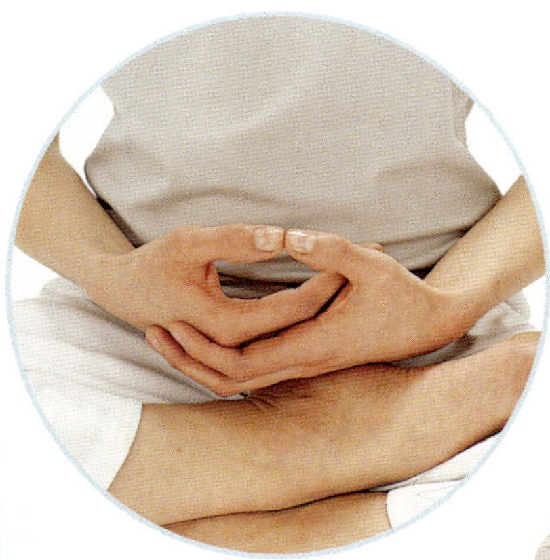

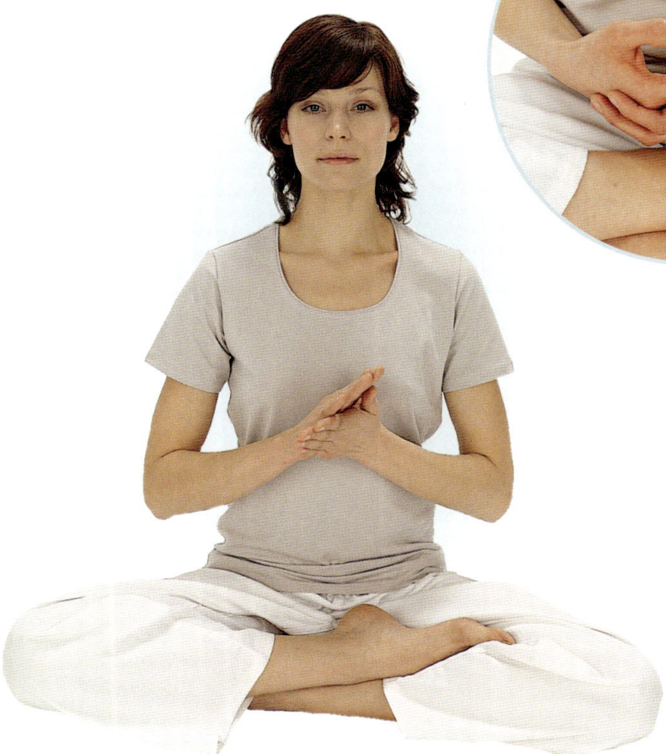

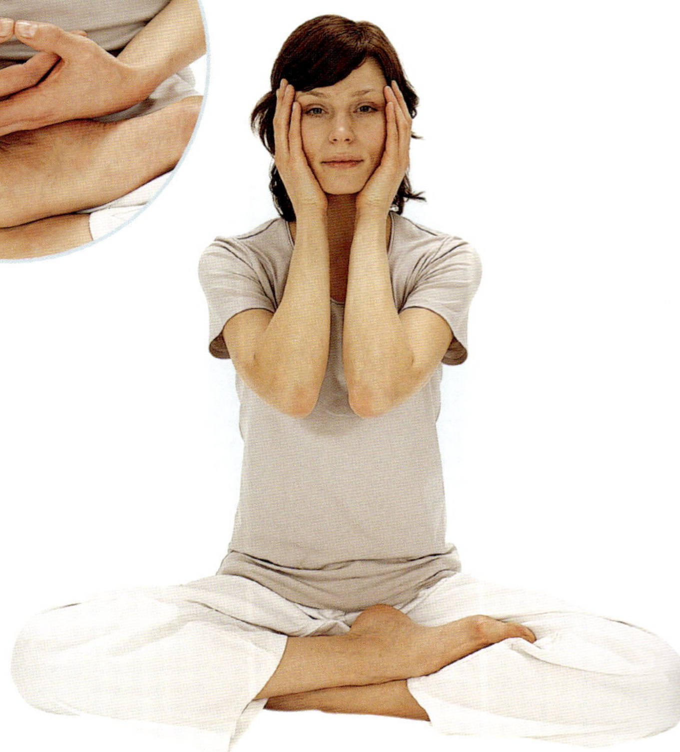

Tiefe Entspannung

Die Übung »Tiefe Entspannung« ist der erste Teil der alchemistischen Meditation. Wenn Sie diese Übung regelmäßig machen, bauen Sie die Klarheit und Konzentration auf, die Sie für die alchemistische Meditation benötigen. Mit dieser Technik können Sie auch den täglichen Stress lindern.

Sie brauchen nicht alle Schritte auf einmal zu lernen. Üben Sie in Ihrem eigenen Tempo. Lesen Sie die folgende Anleitung mehrere Male, um die Sequenz kennen zu lernen, und üben Sie täglich 15 bis 30 Minuten. Bald werden Sie spüren, dass Ihr ganzes Wesen sich allmählich verändert. Zum Beispiel:

- Sie fühlen sich entspannter und ruhiger und werden mit Problemen besser fertig.
- Sie denken kreativer, argumentieren und entscheiden klüger und handeln ohne Eile.
- Sie haben mehr Energie und brauchen weniger Schlaf.
- Sie sehen und hören besser, Ihr Wahrnehmungsbereich wird größer.

Üben Sie jeden Tag, bis Sie klare Anzeichen für eine Transformation, tiefe körperliche Entspannung und bleibende Ruhe feststellen. Dann sind Sie bereit, zur nächsten Stufe der alchemistischen Meditation überzugehen und dabei viel glücklicher, entspannter und optimistischer zu leben als bisher.

Schritt 1

- Schlucken Sie überflüssigen Speichel, krümmen Sie die Zunge nach oben, und berühren Sie damit leicht das Dach des Gaumens.
- Schließen Sie die Augen, entspannen Sie die Gesichtsmuskeln, lächeln Sie fröhlich.
- Atmen Sie sanft, langsam und natürlich, aber tiefer und länger. Setzen Sie dabei das Zwerchfell ein. Erzwingen Sie nichts. Die tiefe Zwerchfellatmung wird zur Gewohnheit, sobald der Körper völlig entspannt ist. Je entspannter Sie werden, desto tiefer wird die Atmung.
- Spüren Sie nun das entspannte Gesicht und die Freude, die Ihr Lächeln auslöst. Je glücklicher Sie innerlich sind, desto mehr entspannen sich das Gesicht und die Stirn.

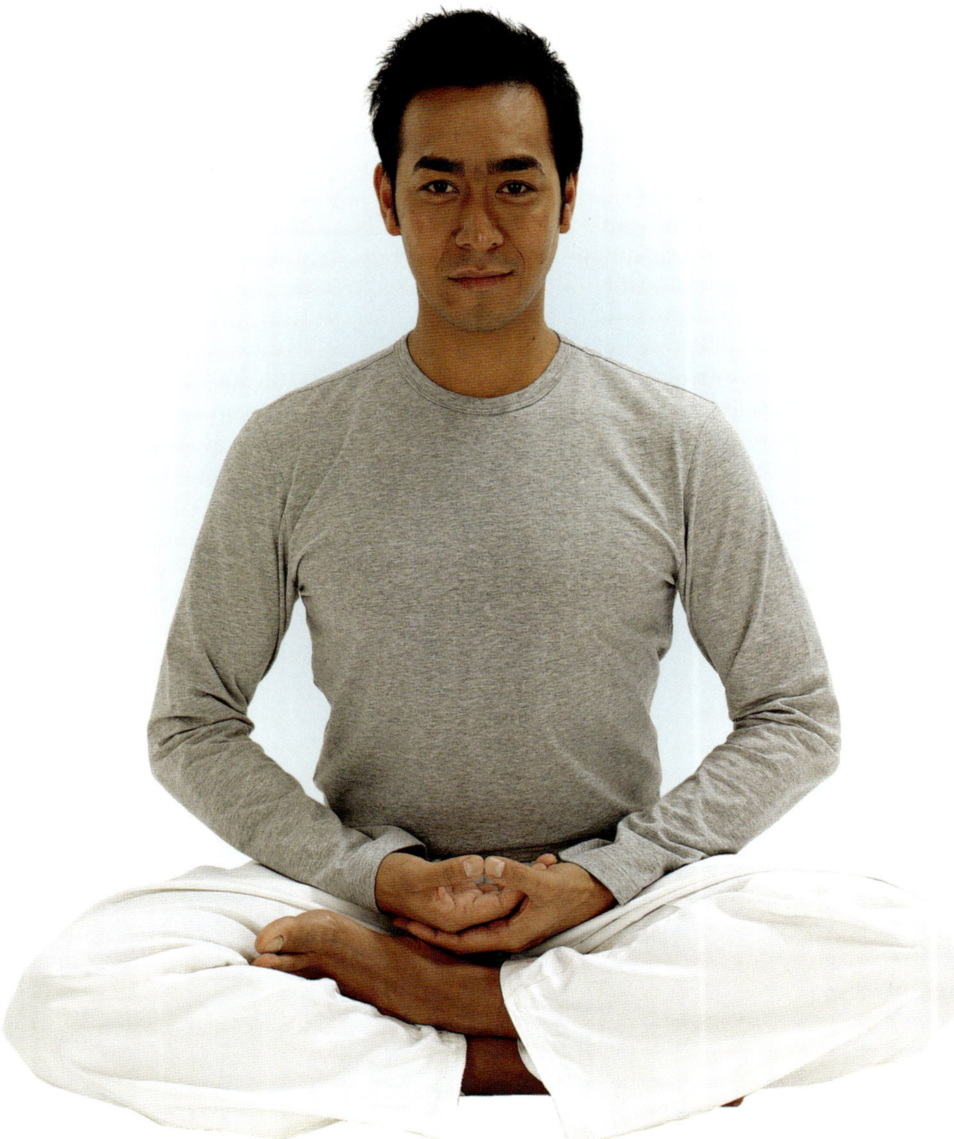

Schritt 2

- Entspannen Sie nun den ganzen Kopf, auch die Stirn, die Schläfen, den Scheitel und den Hinterkopf.
- Behalten Sie diese Entspannung bei, genießen Sie sie eine oder zwei Minuten lang.
- Lassen Sie dieses angenehme Gefühl nach außen strahlen.
- Aalen Sie sich einen glückseligen Augenblick in diesen warmen Strahlen, die Sorgen, Wut und Angst auflöst. Alles Negative tropft wie schmelzende Butter von Ihrem Kopf.

Schritt 3

- Genießen Sie das herrliche Gefühl der Entspannung einen Moment. Sie haben sich von Ihrem alten, verspannten Selbst gelöst!
- Lassen Sie die wundervollen Strahlen nach einer Weile hinunter zum Hals wandern.
- Spüren Sie Verspannungen auf, die sich im Hals gebildet haben. Die Strahlen lösen sie auf wie schmelzende Butter.
- Während die Spannung schwindet, halten Sie den Kopf immer höher. Jetzt fühlen Sie sich neu und positiv inspiriert, und Ihre Haltung strahlt Selbstvertrauen aus.

Schritt 4

- Leiten Sie die Strahlen Ihres inneren Lächelns nun in die Schultern.
- Spüren Sie Verspannungen in den Schultern auf, die Sie pessimistisch, wütend, besorgt, impulsiv und aggressiv machen.
- Entfernen Sie alles Negative, indem Sie mit den Strahlen die verspannten Muskeln, Sehnen und Schlüsselbeine lockern.
- Lassen Sie die Wärme und Freude in Ihr Inneres Wesen dringen, um es zu trösten und um den Willen zu stärken. Sorgen, Pessimismus, Wut, Angst, Impulsivität und Aggression schmelzen dahin.

Schritt 5

- Spüren Sie, wie die Strahlen nach unten wandern und den Brustkorb vorne und hinten massieren.
- Spüren Sie Spannungen in der Brust auf, und lassen Sie sie schmelzen, bis der Brustkorb sich weitet.
- Lassen Sie die Strahlen in die Arme bis zu den Fingerspitzen strömen.
- Spüren Sie Spannungen in den Armen auf, und lassen Sie sie schmelzen, damit Sie nicht mehr impulsiv oder übereilt handeln.
- Lassen Sie das Gefühl des Schmelzens nach unten in den Bauch und ins Kreuz wandern.
- Spüren Sie Spannungen auf, die Rückenschmerzen und Magenkrämpfe auslösen.
- Lassen Sie die Strahlen tief in die Muskeln und in die Wirbelsäule dringen.
- Genießen Sie das wundervolle Gefühl der nachlassenden Spannung in den Muskeln und in der Wirbelsäule. Nun streckt sich der Oberkörper und wird immer länger. Sie spüren innere Kraft und Mut.

Schritt 6

- Lassen Sie die Strahlen hinab in die Hüften und ins Gesäß fließen. Beobachten Sie dann, wie die Strahlen in die Beine strömen, bis in die Zehenspitzen.
- Spüren Sie die Spannungen auf, die in Ihnen den Wunsch weckten, wegzulaufen. Die Strahlen stillen die tiefe innere Angst und dämpfen die Impulsivität der Muskeln.
- Wenn der ganze Körper von dieser herrlichen Strahlung erfüllt ist, empfinden Sie in allen Muskeln, Sehnen und Bändern tiefe Entspannung und ein wohliges Gefühl.
- Absorbieren und genießen Sie einige Minuten die Ganzkörpermassage durch die Strahlung Ihres Lächelns, und lassen Sie den ganzen Körper mitlächeln.

Schritt 7

- Lenken Sie die Strahlen nun in den Körper, und spüren Sie, wie sie die Lungen, das Herz, den Magen, die Leber, die Milz, die Bauchspeicheldrüse, den Darm und die Blase wärmen und in alle Blutgefäße eindringen.
- Ihr ganzes Wesen genießt und absorbiert die herrliche Wärme und die tiefe innere Entspannung ein paar Minuten lang.

Schritt 8

- Sobald Sie bereit sind, bündeln Sie die Strahlen mitten zwischen den Augenbrauen. Dort befindet sich der obere Dan Tien (Yin Tang), das »dritte Auge«. Konzentrieren Sie sich auf diese Stelle, ohne sich besonders anzustrengen, und sehen Sie die Strahlen als rundes, helles Glühen.
- Gehen Sie ganz in den Strahlen auf, und lösen Sie sich von allen inneren und äußeren Gedanken. Denken Sie nicht einmal an diese Übung.
- Allmählich wird der Geist von selbst klarer, weil ihn keine Gedanken, keine Erwartungen, keine Urteile und keine Dualität ablenken. Übrig bleiben nur die reine Widerspiegelung der Soheit, des Seins, der Existenz und tiefes Verstehen.

Schritt 9

- Beenden Sie die Meditation nicht abrupt. Sie brauchen die Dauer nicht festzulegen, weil Ihr Geist Ihnen sagt, wann es Zeit ist aufzuhören.
- Erwachen Sie allmählich und sanft aus der Versenkung. Sammeln Sie sich einen Augenblick, ehe Sie langsam die Augen öffnen.
- Jetzt können Sie zum Abschluss die ergänzenden Übungen machen, die im nächsten Kapitel beschrieben werden.

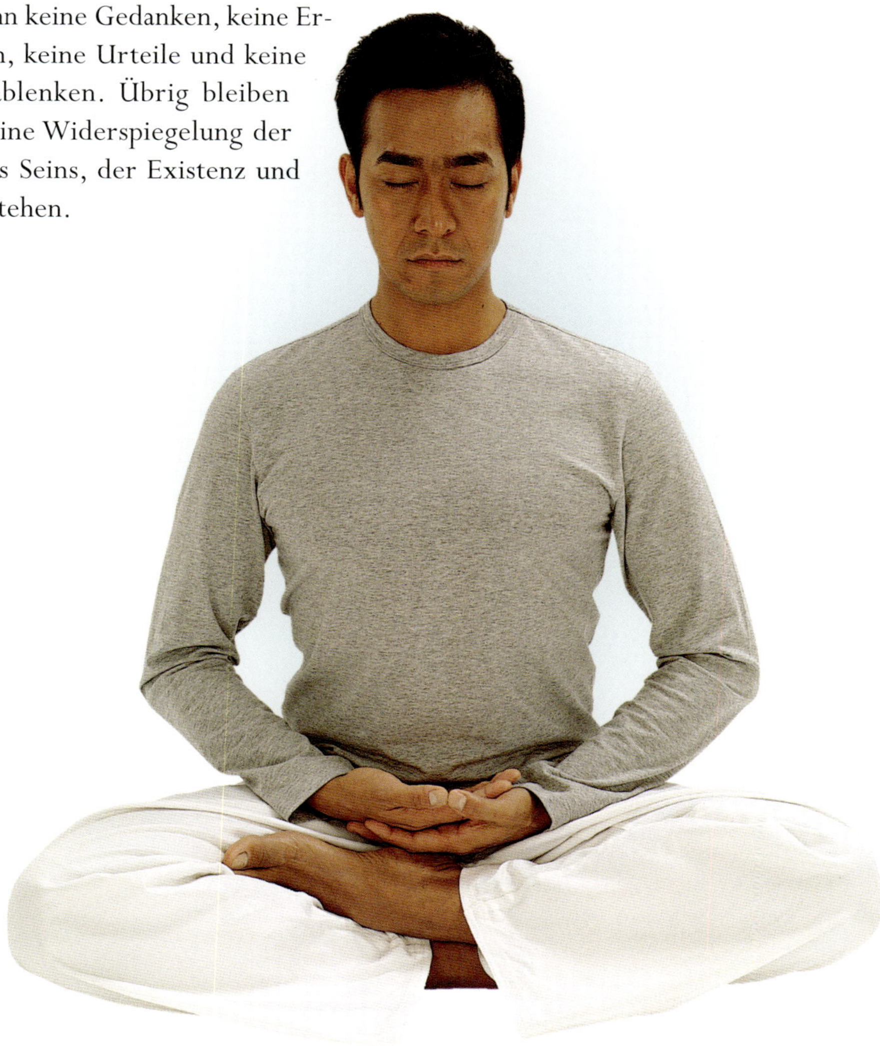

Häufige Fragen

Kann ich die Meditation des himmlischen Ur-Elixiers (Tien Yuen Dan Fa) auch ohne die vorbereitende Meditation üben?

Wenn Sie bereits Qi Gong oder Yoga praktizieren und Körper und Geist wirklich in einen meditativen Zustand versetzen können, dürfen Sie die Vorbereitungsphase überspringen. Aber es lohnt sich immer, Schritt für Schritt vorzugehen, denn Sie können davon nur profitieren, und vielleicht lernen Sie dabei etwas Neues.

Warum soll ich die Zungenspitze ans Gaumendach legen?

Vor allem deshalb, weil Sie dann einen weiteren Punkt haben, auf den Sie sich konzentrieren können. Traditionell gibt es drei solche Punkte. Sie sollten mit geschlossenen Augen zur Nasenspitze schauen. Dann stellen Sie sich vor, dass die Nasenspitze zur Zungenspitze blickt, und lassen schließlich die Zungenspitze zum Herzen schauen. In der chinesischen Medizin ist die Zunge das Tor des Herzens, denn wir benutzen Worte, um Gefühle auszudrücken. Wenn wir die Zunge fixieren, beruhigen wir damit also symbolisch den Geist.

Was soll ich tun, wenn der Mund sich nach einer Weile mit Speichel füllt?

Schlucken Sie ihn behutsam, ohne sich in Ihrer Konzentration stören zu lassen.

Als ich mich entspannt fühlte, begann mein Körper zu schwanken, und die Hände fingen an zu zittern. Warum?

Das ist ganz natürlich, und es passiert den meisten Anfängern. Angenommen, Sie haben eine Weile ein schweres Bündel getragen. Wenn Sie es plötzlich ablegen, zittern Ihnen die Hände, weil der Körper sich noch an die schwere Last erinnert. Unsere übliche Körperspannung als Folge der Kampf-oder-Flucht-Reaktion gleicht der Wirkung einer schweren Last. Wenn wir die Last (die Spannung) durch Meditation abrupt loslassen, braucht der Körper eine Weile, bis er sich an die Freiheit gewöhnt hat.

Es fiel mir sehr schwer, tiefer und länger zu atmen. Habe ich etwas falsch gemacht? Wie kann ich das Problem lösen?

Die Ursache der flachen Atmung ist die Verspannung des Körpers und die Unfähigkeit, sich zu entspannen. Versuchen Sie nicht bewusst, die Atmung zu verlängern oder das Zwerchfell unnatürlich zu bewegen. Eine unnatürliche Atmung kann den Lungen und dem Herzen schaden. Eine zu große Sauerstoffaufnahme (Hyperventilation) oder Sauerstoffmangel (Hypoventilation) kann körperliche Störungen und Halluzinationen auslösen, die Ihren Fortschritt hemmen. Benommenheit, Prickeln in den Fingern oder Zehen, Brustschmerzen oder ungewöhnliche visuelle Eindrücke sind ein Grund, die Meditation sofort abzubrechen. Atmen Sie ganz natürlich und sanft durch die Nase.

Warum ist es nicht wichtig, den Lotossitz einzunehmen?

Der Lotossitz ist nicht die beste Sitzhaltung für Sie, es sei denn, Sie üben schon längere Zeit Yoga oder buddhistische Meditation. Eine unbequeme oder schmerzhafte Haltung lenkt Sie ab und stört die Konzentration. In der alten Zeit kreuzte man beim Sitzen einfach die Beine.

Als ich die Strahlen sah, war ich ganz begeistert. Doch kaum war ich mit meinen Fortschritten zufrieden, verschwanden die Strahlen. Warum?

Wenn Sie sich von Ihren Gedanken und Erwartungen lösen, wird die Konzentration verinnerlicht. Wenn Sie aufgeregt sind, baut der Geist größere Erwartungen auf, und der Körper wird nervös. Das Herz schlägt schneller, und vielleicht beginnt der Körper erwartungsvoll zu zucken. Der Geist wird unruhig und ungeduldig, und die Aufregung stört die Konzentration.

Als ich die Augen schloss, sah ich nur tiefe Schwärze. Warum?

Sie waren zu angespannt und haben die Augenlider zu fest geschlossen. Versuchen Sie, die Lider sanft zu senken, ohne die Gesichtsmuskeln anzuspannen. Es ist immer hilfreich, die Entspannung durch ein Lächeln zu unterstützen.

Ergänzende Übungen

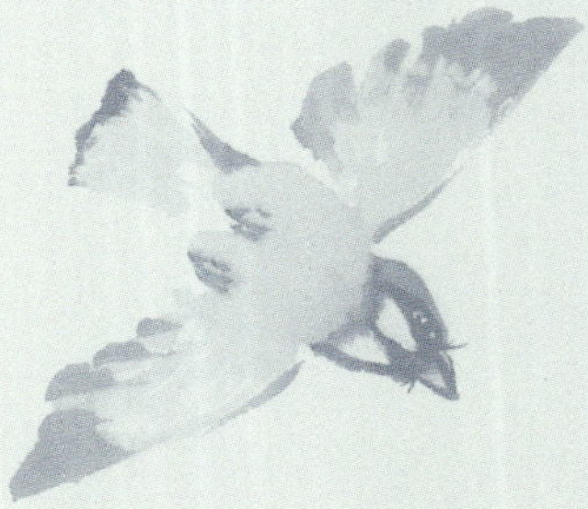

Atme ein und aus, um das Alte loszuwerden und durch das Neue zu ersetzen. Imitiere einen kletternden Bären und einen sich streckenden Vogel, um dein Leben zu verlängern.

Buch von Chuang Tzu, Kapitel 15

Der genaue Ursprung dieser Übungen ist nicht mehr bekannt. Vielleicht waren sie die Vorbilder für die berühmten Qi-Gong-Übungen »Acht Stück Brokat« und »Zwölf Stück Brokat«.

Diese Übungen haben zwei Vorzüge. Erstens fördern sie das Körperbewusstsein. Vor allem die massierenden Bewegungen lenken die Aufmerksamkeit auf die Energiezentren und die Muskelspannung. Dann können Sie verspannte Stellen durch Massage lockern. Außerdem machen diese Übungen auf jene Körperteile aufmerksam, die etwas mit dem Energiekreislauf zu tun haben und die Ihnen normalerweise nicht bewusst sind. Zweitens verbessern die Übungen die Durchblutung und den Qi-Fluss. Sie aktivieren das Qi zu Beginn der Meditation und mobilisieren den Körper am Ende der Sitzung.

Abgesehen von den drei Massageübungen – trockene Gesichtswäsche (Ca Mian), Dan-Tien-Massage (Mo Dan Tien) und Rückenmassage (Mo Bei) – macht man der Tradition zufolge alle Übungen nach dem Meditieren. Meiner Erfahrung nach sind einige Übungen jedoch vor der Meditation wirksamer. Wenn Sie wollen, können Sie einige Übungen vorher und die anderen nachher machen.

Bei den meisten Übungen sollten Sie auf dem Boden sitzen. Wenn Sie an den Stuhl gewöhnt sind, müssen Sie sich also umstellen. Strenge Regeln gibt es nicht, aber ich rate Anfängern dringend, die Anleitungen in diesem und im vorigen Kapitel zu befolgen. Bei den meisten Übungen ist keine bestimmte Atemtechnik erforderlich, außer beim doppelten Heben (Shuang Kong Ju), wo Sie die Atmung mit den Bewegungen synchronisieren. Atmen Sie ganz natürlich, und vermeiden Sie Eile. Das gilt vor allem für die Dehnübungen, die man langsam ausführen muss, damit sie wirken.

Die meisten Einzelübungen werden traditionell 36 Mal gemacht. Der Hauptgrund dafür ist die symbolische Bedeutung der Zahl 36. Im Chinesischen klingt das Wort für »drei« wie »Geburt« oder »Erneuerung«, und »sechs« hört sich an wie »Kontinuität«. Addiert man beide Zahlen, klingt die Summe »neun« wie »Ewigkeit«. Wegen dieser Glück verheißenden Bedeutung wird die 36 in der chinesischen Kultur häufig verwendet. Sie ist gewiss eine brauchbare Zahl, was die Wiederholungen anbelangt; aber Sie müssen sich nicht streng daran halten. Es schadet keineswegs, wenn Sie eine Übung öfter oder weniger oft machen, je nach Ihren körperlichen Fähigkeiten.

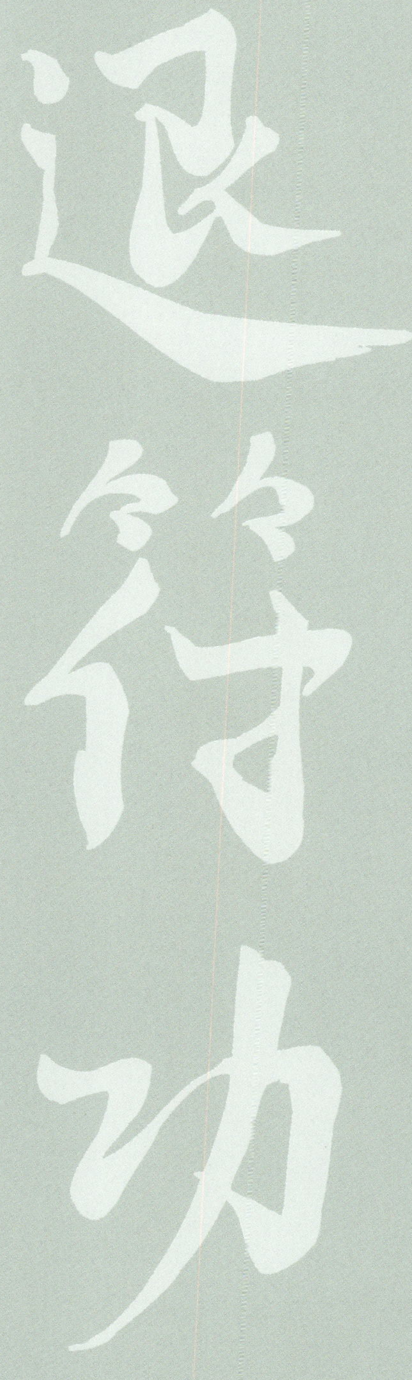

Trockene Gesichtswäsche (Ca Mian)

Diese Übung wird manchmal auch »Katzenwäsche« genannt, weil ihr Schöpfer sich möglicherweise davon inspirieren ließ, wie Katzen sich »waschen«. Am besten machen Sie diese Übung vor dem Meditieren, weil sie die Gesichtsmuskeln entspannt und das Körperbewusstsein fördert. Außerdem verbessert sie die Durchblutung des Gesichts, verhindert vorzeitige Faltenbildung und begünstigt die Absonderung von natürlichem Talg, der Voraussetzung für eine gesunde Haut ist.

- Reiben Sie die Handflächen aneinander, bis sie warm sind, und legen Sie sie aufs Gesicht.
- Massieren Sie das Gesicht mit kreisförmigen Bewegungen erst nach außen, dann nach unten und schließlich nach oben. Wiederholen Sie den Zyklus.
- Prüfen Sie mit den Fingern die Textur der Haut und die Muskelspannung. Massieren Sie verspannte Stellen kräftiger.
- Versuchen Sie, das ganze Gesicht zu massieren, auch die Stirn und das Kinn.

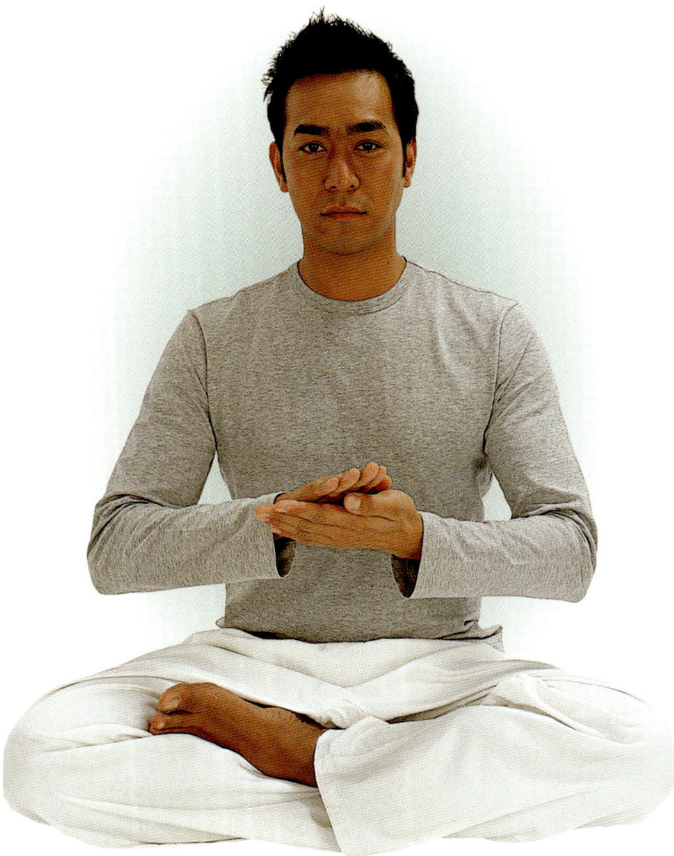

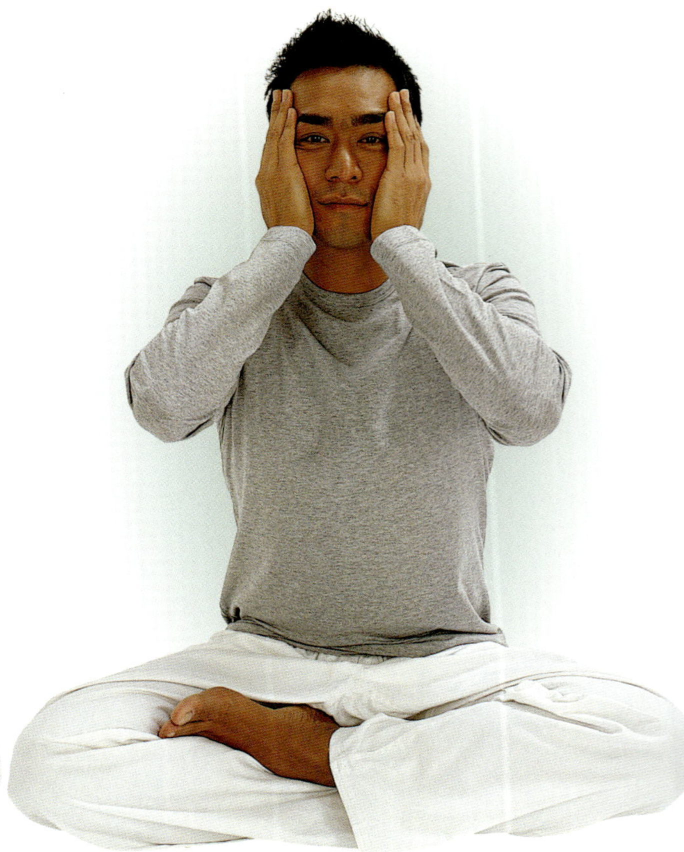

Kiefer- und Beckenboden-Training (Kou Chi)

Auch diese Übung verbessert vor dem Meditieren das Körperbewusstsein im Gesicht und im Dammbereich. Das rhythmische Pressen und Lockern hilft Ihnen außerdem, zwischen Anspannung und Entspannung zu unterscheiden.

Diese Übung regt die Durchblutung des Zahnfleisches an und trainiert die Gesichtsmuskeln im Kieferbereich. Das Zusammenziehen der Beckenbodenmuskeln zwischen Genitalien und After fördert die Gesundheit der Geschlechtsorgane bei Männern und Frauen. Die moderne Medizin bestätigt, dass dieses Training die Muskeln der weiblichen Genitalien kräftigt und im Alter einen Gebärmuttervorfall verhindern kann. Dr. Arnold Kegel entdeckte, dass schlaffe Beckenbodenmuskeln die Ursache von Erektionsschwäche, Impotenz und schwachen oder vorzeitigen Ejakulationen sein können. Diese einfache Übung verbessert die Durchblutung im Becken und beseitigt die genannten Probleme. Außerdem steigert sie das sexuelle Körperbewusstsein und hilft Männern, ihre Ejakulation zu steuern.

- Beißen Sie neun Sekunden lang fest die Zähne zusammen, ohne dass sie aufeinanderschlagen.
- Spannen Sie gleichzeitig die Beckenbodenmuskeln im Dammbereich neun Sekunden lang an. Entspannen Sie dann den Kiefer und den Damm.
- Atmen Sie während dieser Übung ganz natürlich weiter.
- Wiederholen Sie die Übung acht Mal.

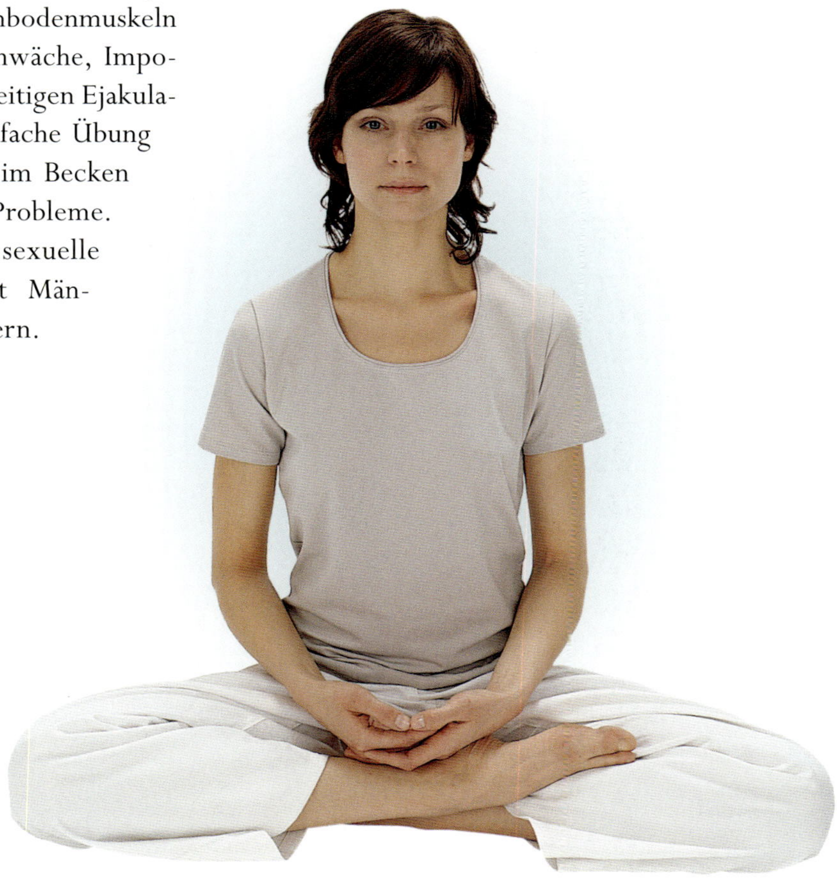

Die Himmelstrommel schlagen (Ming Tien Gu)

Diese traditionelle chinesische Übung löst harmonische Schwingungen aus, die das Innenohr massieren, das Gehör verbessern und das Gehirn stimulieren. Sie vertreibt Kopfschmerzen, verbessert das Gleichgewicht und sorgt für klareres Denken. Es gibt zwei Varianten, die beide gleich wirksam sind, vor allem nach der alchemistischen Meditation. Wählen Sie die Variante, die Ihnen gefällt, oder wechseln Sie ab.

Himmelstrommel 1

- Reiben Sie die Handflächen aneinander, bis sie warm sind.
- Legen Sie die Hände dann so auf die Ohren, dass die Finger auf dem Hinterkopf liegen. Bedecken Sie die Ohren gut mit den Händen, so dass Sie keine äußeren Geräusche mehr hören.
- Klopfen Sie nun mit den Fingern behutsam auf den Hinterkopf, bis Sie im Kopf einen klaren »Gong«-Laut hören.
- Klopfen Sie 36 Mal in gleichmäßigem Rhythmus.

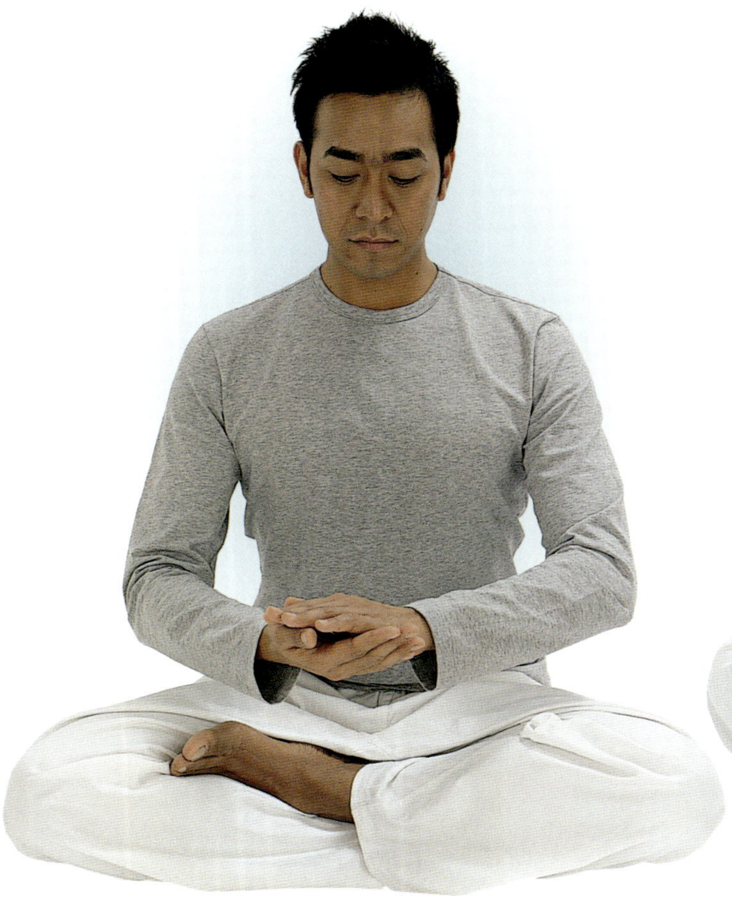

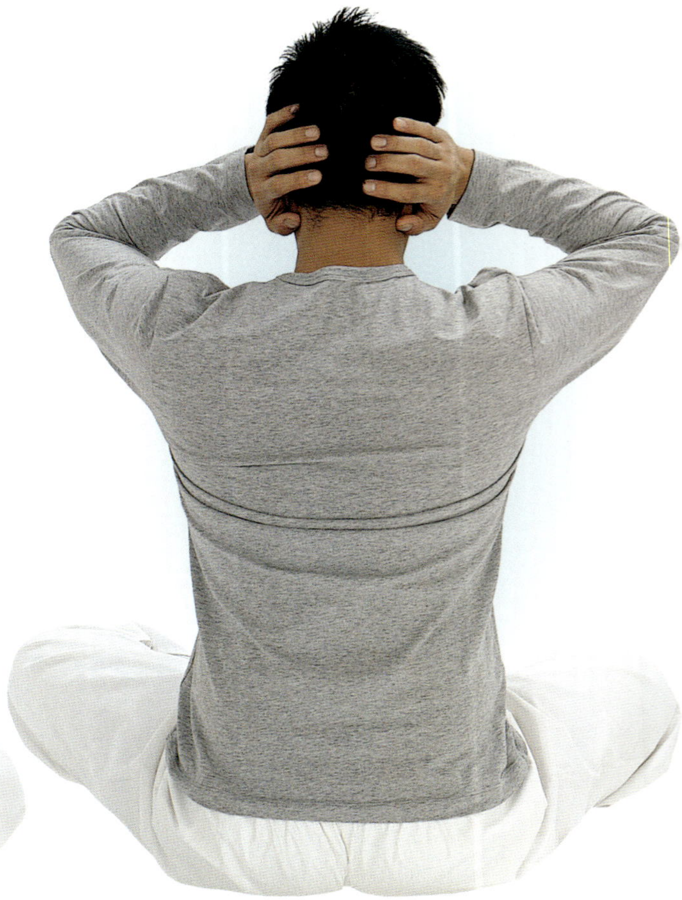

Himmelstrommel 2

- Reiben Sie die Handflächen aneinander, bis sie warm sind.
- Legen Sie die Hände dann so auf die Ohren, dass die Finger auf dem Hinterkopf liegen.
- Schieben Sie die Hände dreimal nach vorne und nach hinten auf die Ohrmuscheln zu.
- Bedecken Sie dann die Ohren mit den Handflächen, damit Sie keine äußeren Geräusche mehr hören.
- Legen Sie die Zeigefinger auf die Mittelfinger, und schnippen Sie gleichzeitig mit den Zeigefingern, um die Muskeln am unteren Hinterkopf zu massieren. Wiederholen Sie dieses Schnippen 36 Mal in gleichmäßigem Rhythmus.

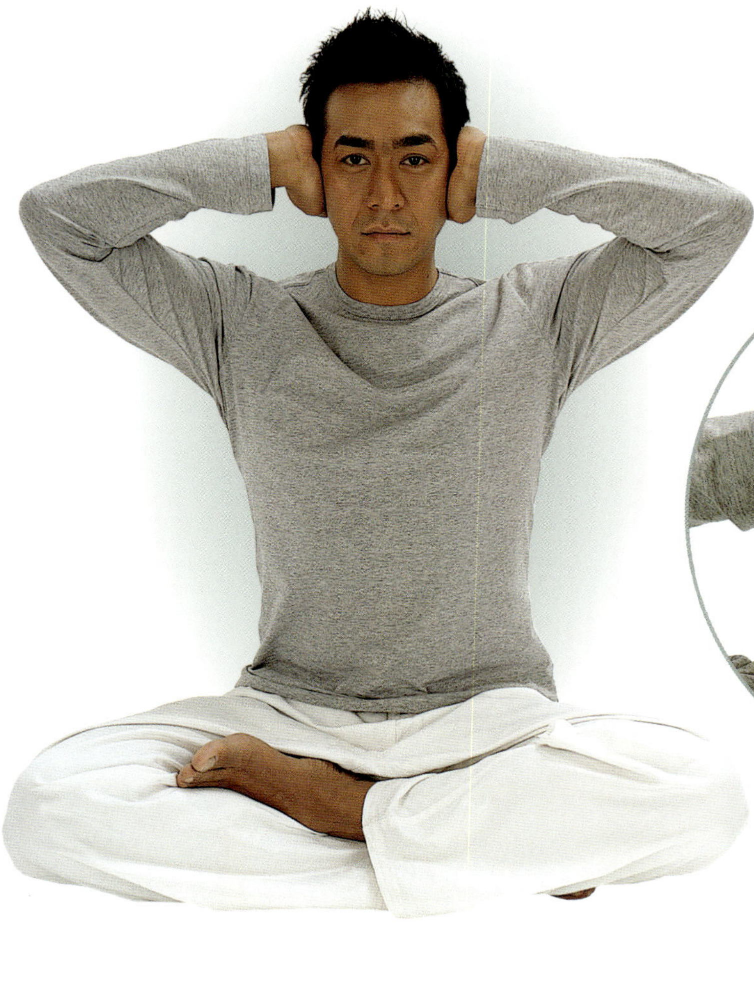

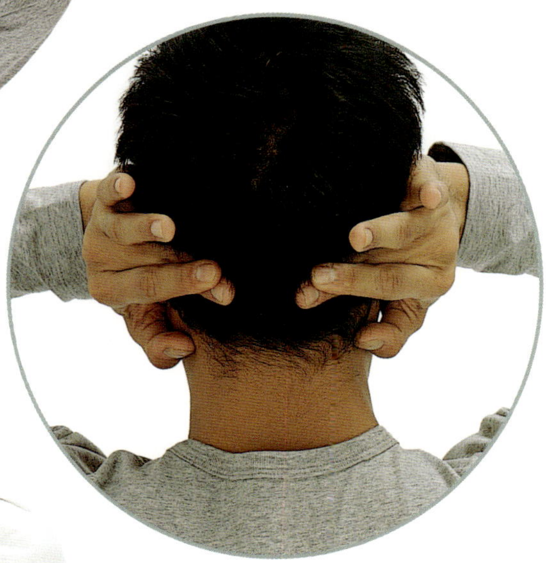

Dan-Tien-Massage (Mo Dan Tien)

Diese Übung machen Sie am besten vor dem Meditieren, um das innere Qi zu aktivieren. Der untere Dan Tien speichert und dämpft während der alchemistischen Meditation die transformierte Energie. Diese Übung aktiviert den Speicher und fördert den Qi-Fluss, so dass der mikrokosmische Zyklus in Gang kommt. Sie können Ihr Körperbewusstsein allmählich stark verbessern, indem Sie den Dan Tien länger massieren, so dass er sehr warm und deutlicher tastbar wird. Ein vitaler Dan Tien verbessert auch die sexuellen Funktionen.

- Reiben Sie die Handflächen aneinander, bis sie warm sind.
- Legen Sie die rechte Handfläche auf den unteren Dan Tien (7,5 cm unter dem Nabel). Massieren Sie diesen Bereich mit kräftigem Druck und kreisförmigen Bewegungen im Uhrzeigersinn. Folgen Sie dem Kreis 36 Mal.
- Legen Sie dann die linke Handfläche auf den unteren Dan Tien, und massieren Sie diesen Bereich mit kräftigem Druck und kreisförmigen Bewegungen gegen den Uhrzeigersinn. Folgen Sie dem Kreis 36 Mal.

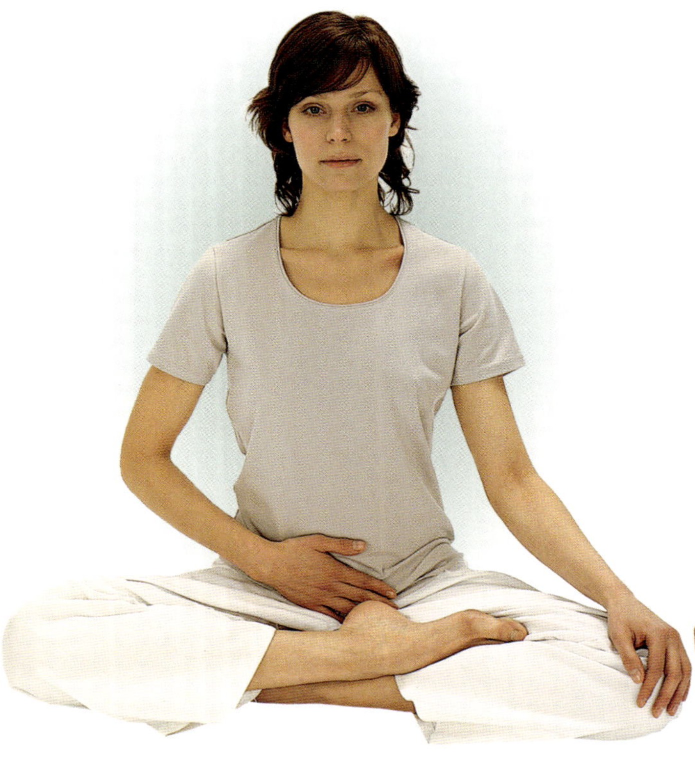

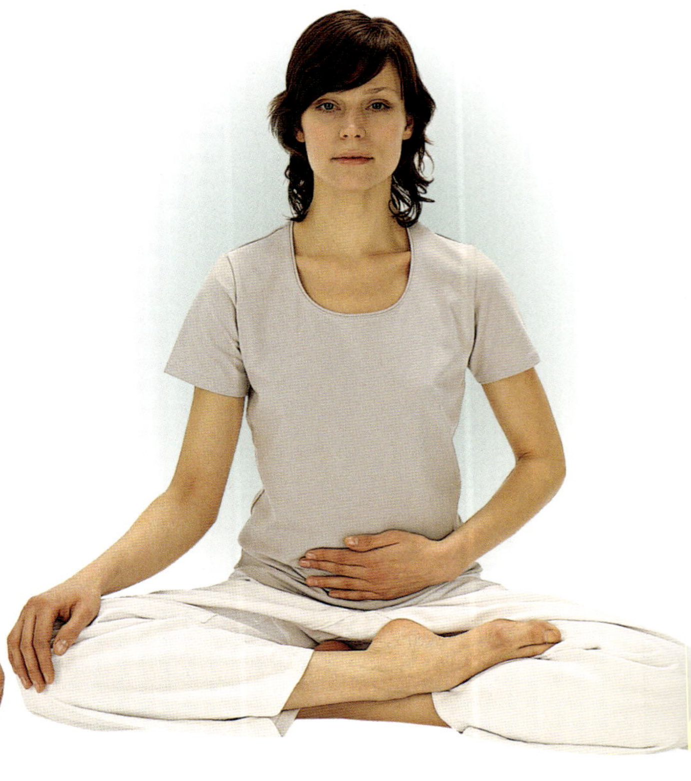

Rückenmassage (Mo Bei)

Am besten machen Sie diese Übung vor und nach dem Meditieren. Vor der Meditation versorgt sie die Nieren mit Energie und regt den Ausstoß der Lebensessenz (Jing) am Tor des Lebens (Ming Mun) und in der Nierengegend an. Das Ming Mun befindet sich zwischen dem zweiten und dritten Lendenwirbel und liegt horizontal parallel zur mittleren Taille. Die Nierenmassage ist wichtig, um das Skelett gesund zu erhalten, die Gehirnfunktionen zu verbessern und Vitalität und Potenz zu steigern. Außerdem fördert sie das Körperbewusstsein in der Nierengegend. Diese Übung ist auch eine gute Vorbereitung auf das doppelte leere Heben (Shuang Kong Ju) und die Rückenstreckung (Shu Bei).

- Legen Sie die geballten Fäuste über den Nieren auf den Rücken. Massieren Sie den Nierenbereich mit der Rückseite der Fäuste 36 Mal mit einer kreisförmigen Bewegung.
- Beide Fäuste massieren im gleichen Rhythmus. Sie sollten spüren, wie die Muskeln durch die Massage wärmer werden.
- Wenn Sie wollen, können Sie die Übung öfter wiederholen, bis die massierte Körperpartie zu prickeln beginnt.

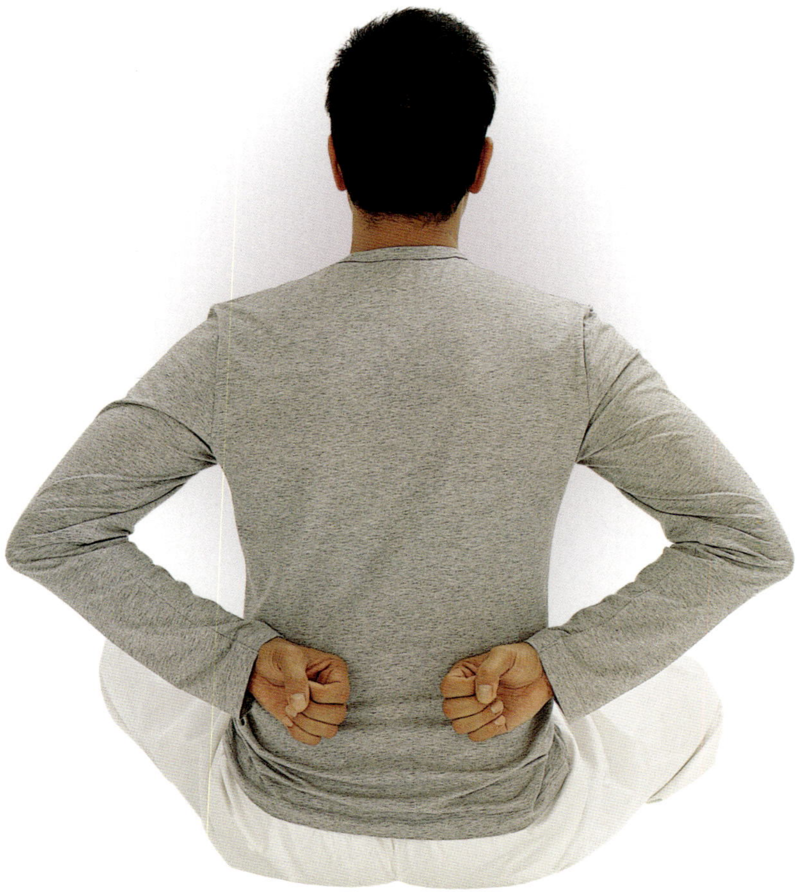

Das doppelte leere Heben (Shuang Kong Ju)

Diese Übung machen Sie am besten nach dem Meditieren. Sie verlängert und kräftigt die Muskeln, verbessert die Durchblutung und hält die Gelenke geschmeidig.

- Strecken Sie die Beine im Sitzen nach vorne. Legen Sie die Handflächen so auf die Oberschenkel, dass sie nach oben zeigen, und verschränken Sie die Finger.
- Drehen Sie nun die Handflächen langsam nach vorne, und heben Sie die Hände gegen einen imaginären Widerstand hoch, als würden Sie einen schweren Felsbrocken heben. Atmen Sie dabei aus, und synchronisieren Sie die Atmung mit der Bewegung. Strecken Sie die Hände so hoch und weit wie möglich. Wenn Sie die Arme nach oben führen, sollte sich der Oberkörper ebenfalls strecken.

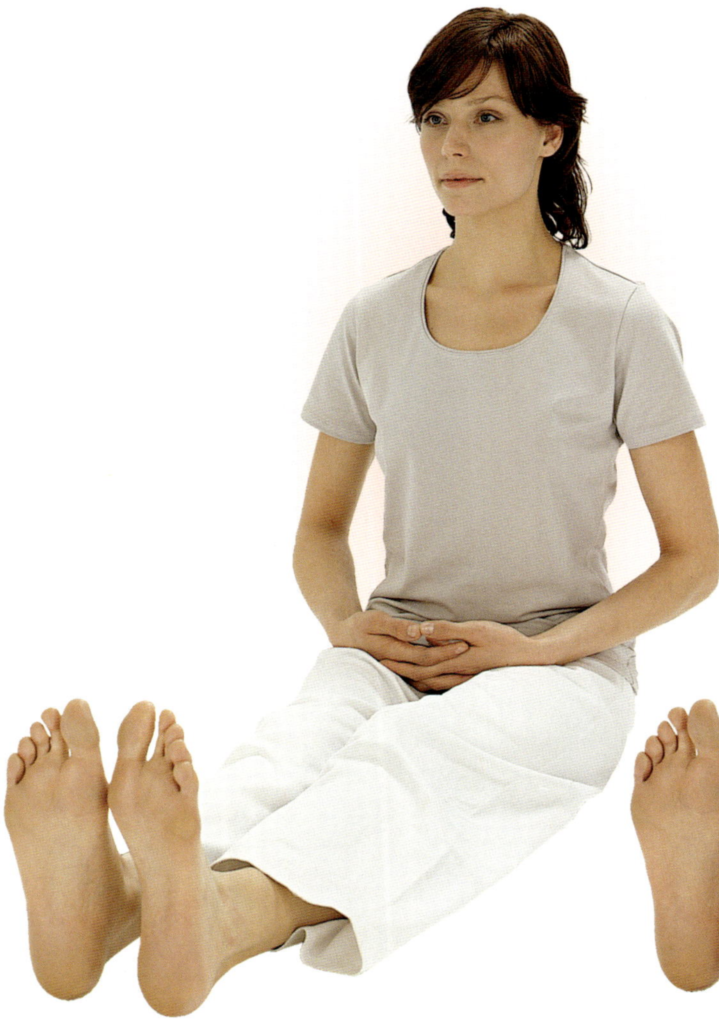

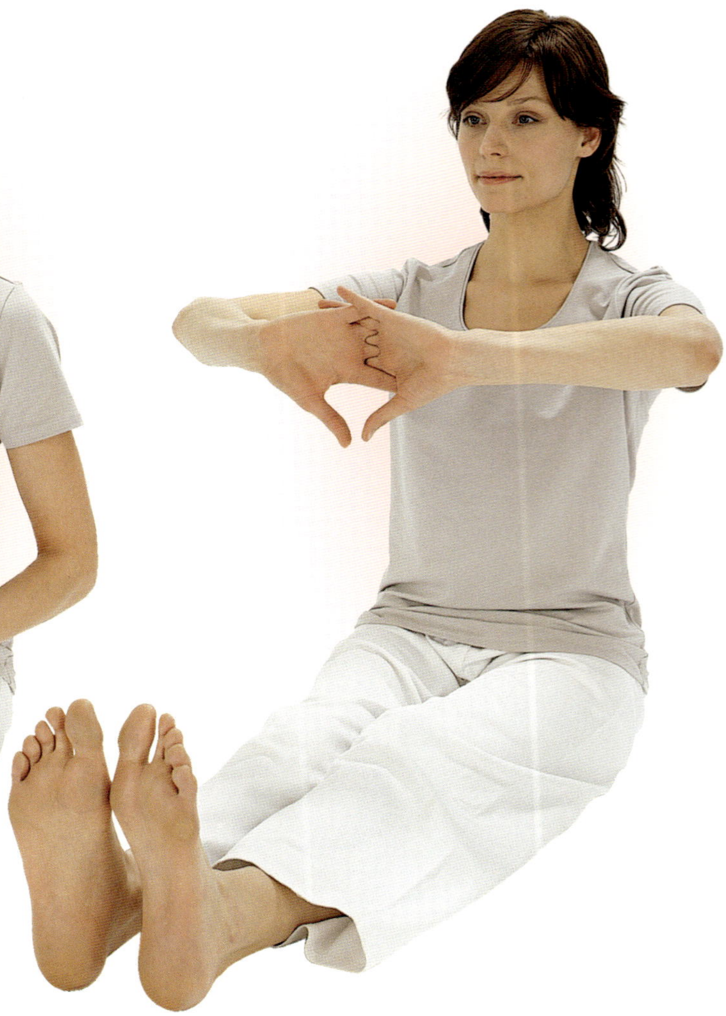

- Während Sie die Arme nach vorne oder nach oben schieben, strecken Sie die Beine so stark wie möglich im selben Rhythmus, mit dem gleichen Kraftaufwand und gegen den gleichen Widerstand. Die Zehen zeigen nach oben.

- Wenn die Hände völlig gestreckt sind, wippen Sie damit dreimal auf und ab. Gleichzeitig und im selben Rhythmus schnellen die Beine ein wenig nach vorne und zurück.

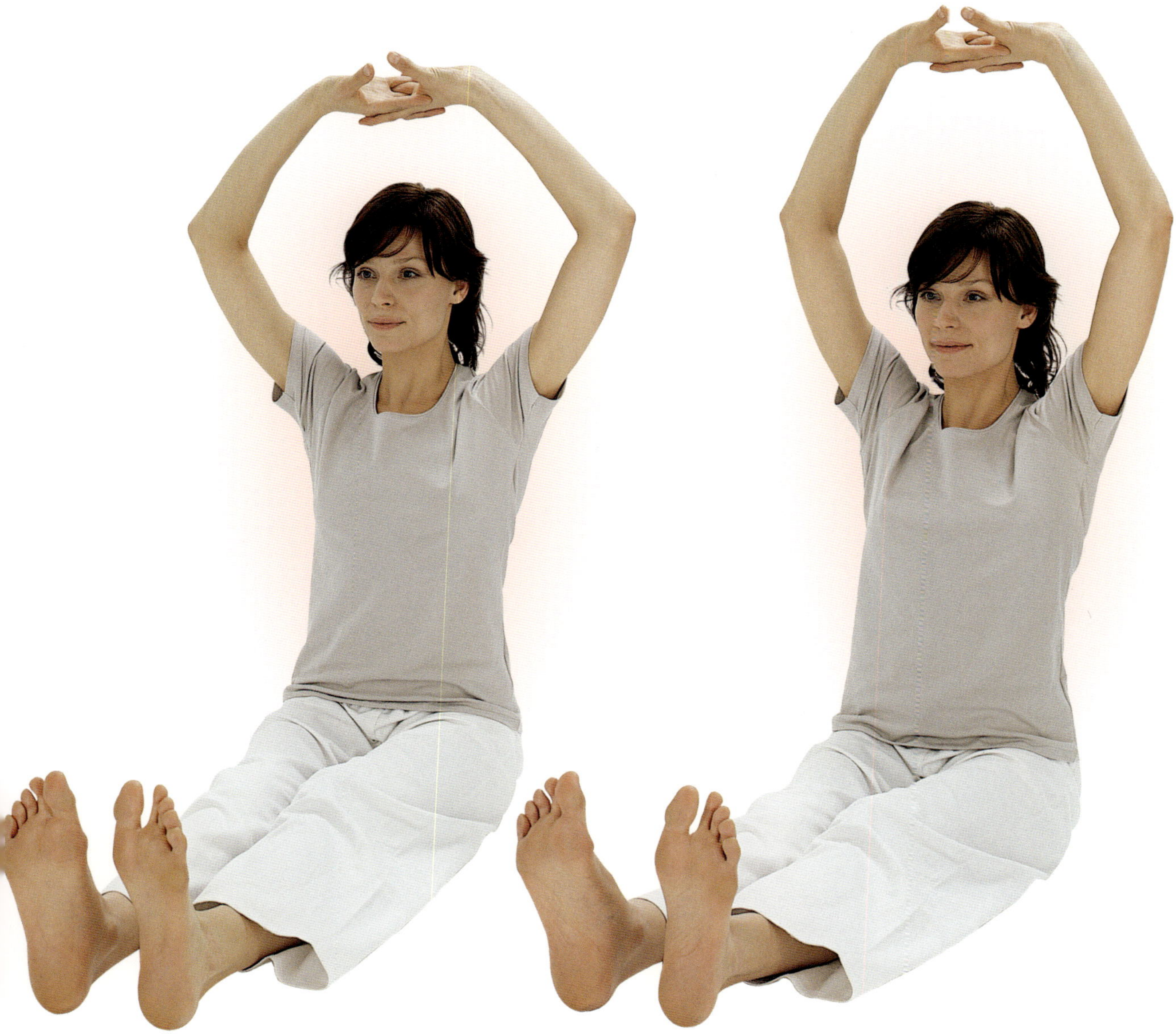

- Trennen Sie nun die Hände, und strecken Sie die Handflächen mit einer halbkreisförmigen Bewegung gegen einen imaginären Widerstand nach unten, seitwärts und nach außen, bis sie vollständig gestreckt sind. Atmen Sie aus, und geben Sie einen langen, stummen »Hai«-Laut von sich, während Sie die Arme nach außen strecken. Mit den Armen strecken sich auch die Beine nach vorne, wobei die Zehen nach oben zeigen. Der imaginäre Widerstand, der Rhythmus und der Krafteinsatz sind bei Armen und Beinen gleich. Strecken Sie die Arme und Beine so stark wie möglich.

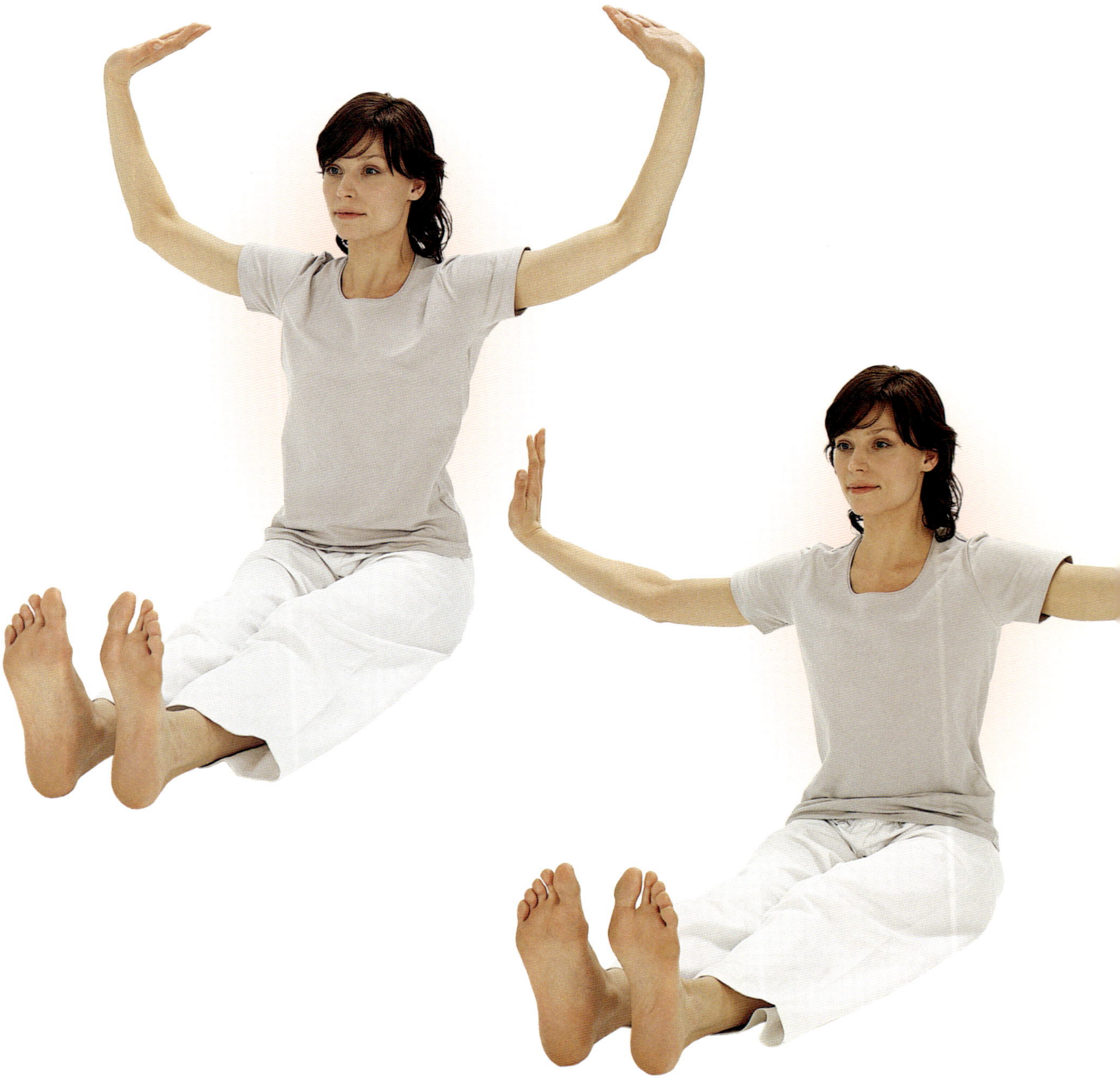

- Wenn die Handflächen völlig gestreckt sind, schnellen sie dreimal nach vorne und zurück, und die Beine schließen sich dieser federnden Bewegung wieder an. Arme und Beine arbeiten im selben Rhythmus.
- Senken Sie die Arme mit einer halbkreisförmigen Bewegung aus der vollständig gestreckten Position, und legen Sie die Hände wie zu Beginn verschränkt auf die Oberschenkel. Entspannen Sie alle Muskeln.
- Halten Sie einen Augenblick inne, atmen Sie ganz natürlich, und sammeln Sie sich.
- Wiederholen Sie die Übung mindestens neunmal, wenn Sie wollen auch öfter.

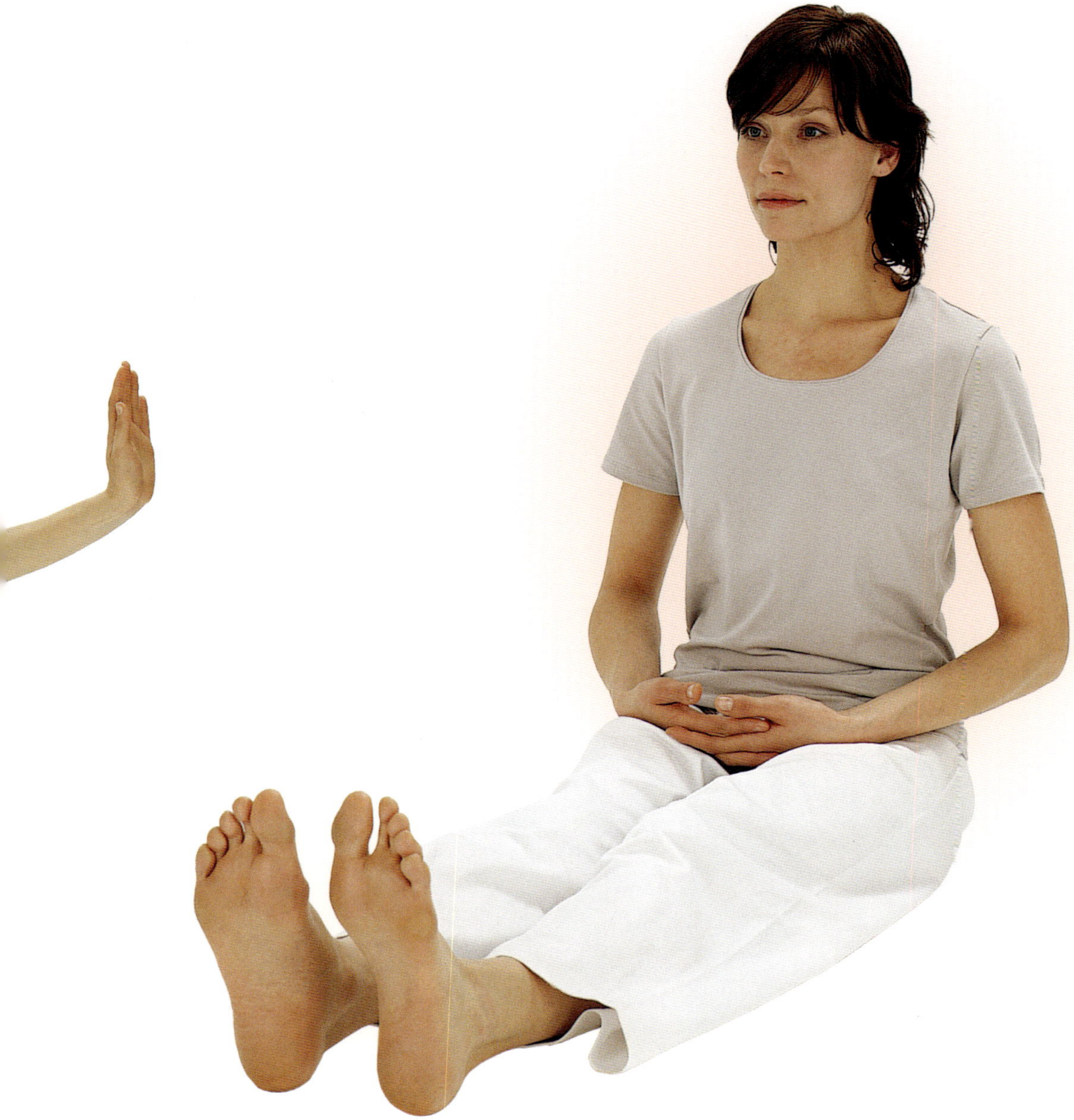

Rückenstreckung (Shu Bei)

- Am besten machen Sie diese Übung nach dem Meditieren. Sie hält die Wirbelsäule geschmeidig und lockert die Wirbel. Bereiten Sie diese Übung immer mit einer Rückenmassage (Mo Bei) vor, um die Muskeln vor dem Dehnen aufzuwärmen. Wenn Sie vorher keine Dehnübungen gemacht haben, müssen Sie bei dieser Übung langsam vorgehen, damit Sie den Rücken nicht überstrecken und sich nicht verletzen.
- Strecken Sie die Hände in der letzten Sitzposition nach vorne, und halten Sie die Füße fest.
- Beugen Sie den Kopf nach vorne und unten zu den Knien hin, die aber gestreckt bleiben. Wenn Sie die Knie beugen, wirkt die Übung nicht.
- Versuchen Sie, den Kopf jedes Mal, wenn Sie mit den Händen ziehen, weiter nach vorne und unten zu strecken.
- Widerholen Sie diese Übung mindestens neunmal.

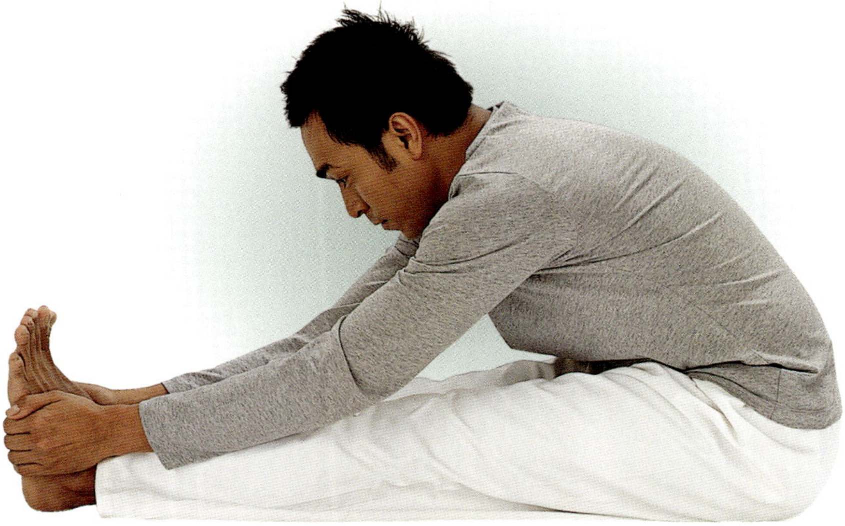

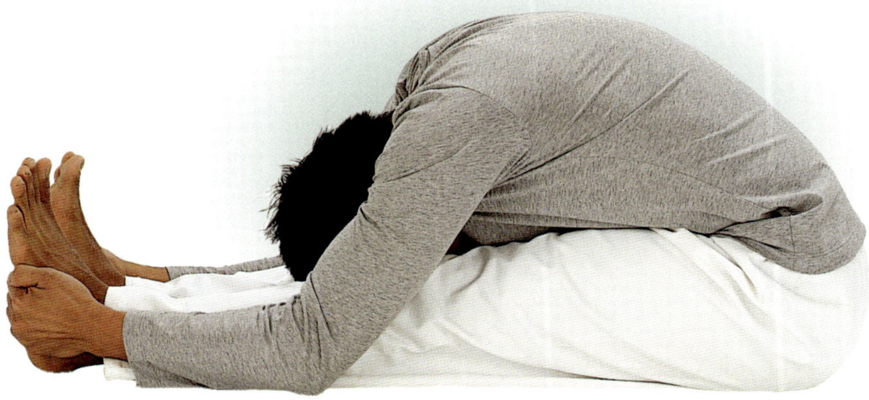

Massage des Quellpunktes (Ca Yung Quan)

Die Massage dieses Punktes stimuliert den Nierenmeridian und versorgt die Nieren mit Qi. Diese vitale Energie kräftigt das Skelett und fördert die Erneuerung der Knochen und Knorpel. Die Massage des Quellpunktes verbessert außerdem die Durchblutung und das hormonelle Gleichgewicht und revitalisiert die Sexualität. Der Quellpunkt befindet sich auf den Mittellinien der Fußsohlen gleich hinter dem Ballen, zwischen der dunkleren und der helleren Haut.

- Sitzen Sie bequem, und halten Sie den linken Knöchel sanft mit der linken Hand fest. Suchen Sie den Quellpunkt auf der linken Fußsohle.
- Massieren Sie den Punkt kreisförmig mit dem rechten Daumen fünf Minuten lang oder solange Sie wollen.
- Wechseln Sie dann die Position, und massieren Sie den Quellpunkt auf der rechten Fußsohle mit dem linken Daumen.
- Wenn Sie beim Massieren einen scharfen Schmerz spüren, kann eine Energieblockade oder eine unzureichende Versorgung der Nieren mit Energie schuld sein. Durch häufiges Massieren des Quellpunktes können Sie solche Blockaden auflösen und die Nieren stärken.

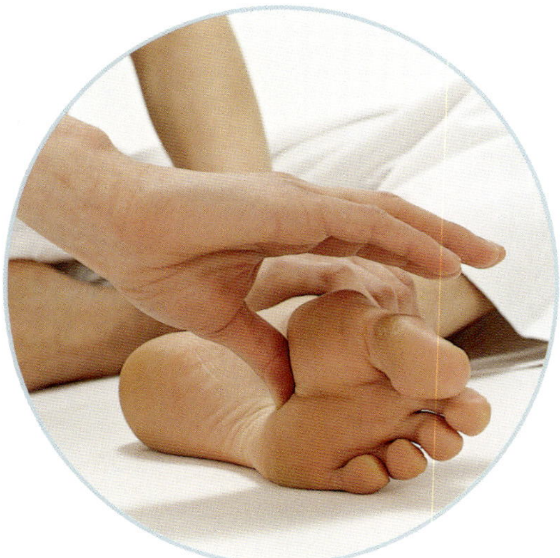

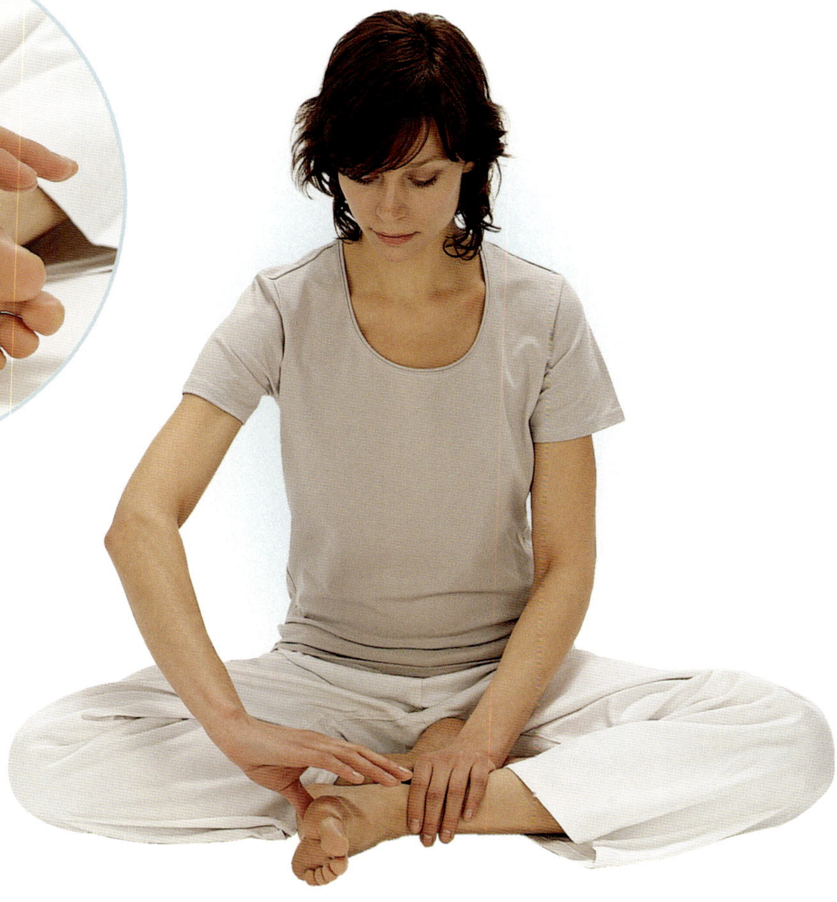

Drehung um die Körperachse (Lun Zhuan)

Vor dieser Übung müssen Sie die Muskeln durch die Rückenmassage (Mo Bei) aufwärmen. Um eine optimale Wirkung zu erzielen, ist es ratsam, sich auf Lun Zhuan mit Mo Bei, dem doppelten leeren Heben (Shuang Kong Ju) und der Rückenstreckung (Shu Bei) vorzubereiten.

Zusammen mit Shu Bei kräftigt diese Übung die Rückenmuskeln und macht die Wirbelsäule geschmeidiger. Wenn Sie beim Drehen oder Strecken ein Klicken hören und spüren, waren die Wirbel ein wenig verschoben (Subluxation) und wurden durch die Übungen eingerenkt. Sie sollten an der betroffenen Stelle eine gewisse Erleichterung empfinden. Die meisten leichten Rückenbeschwerden lassen sich mit diesen Übungen beheben.

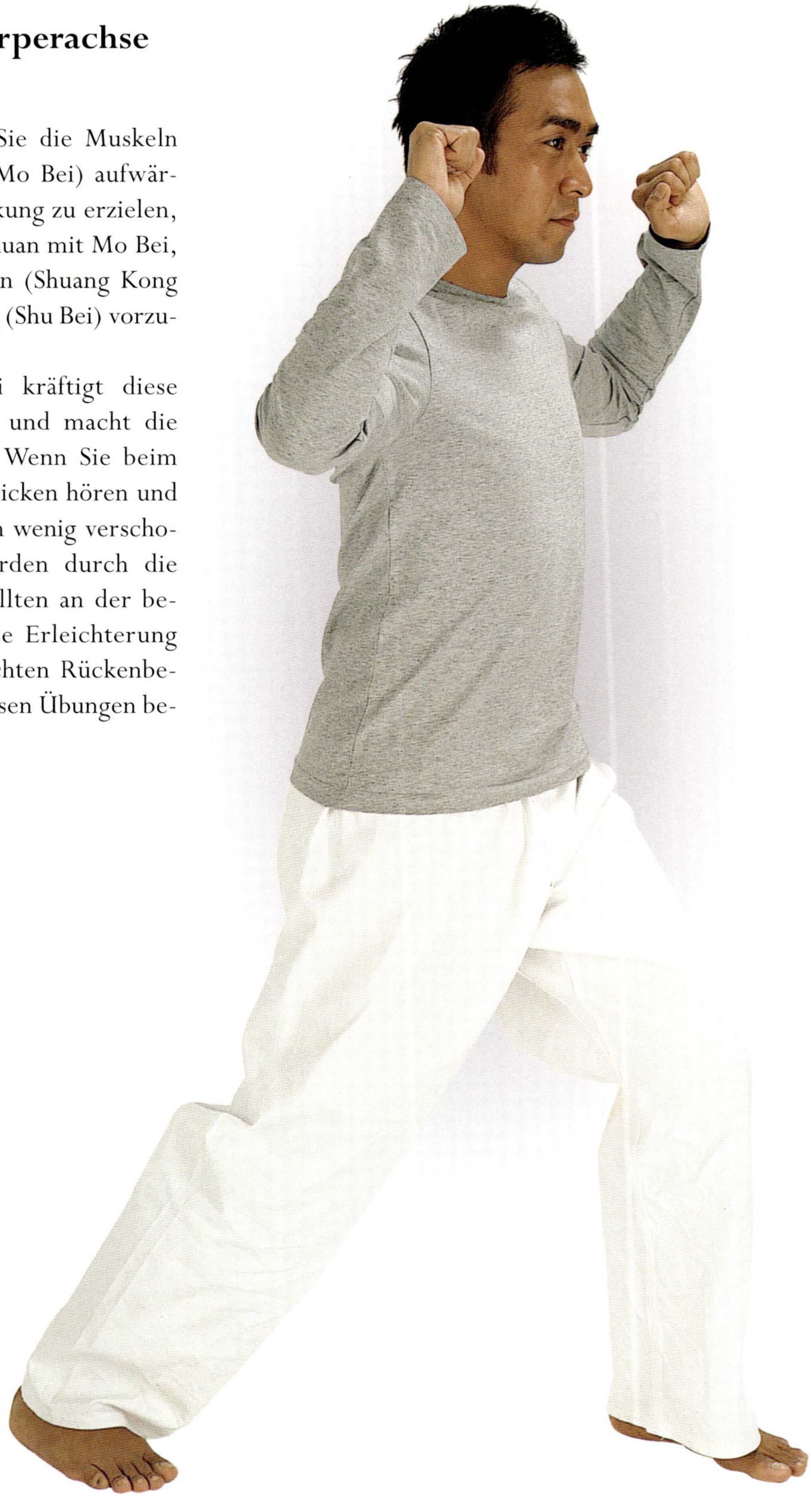

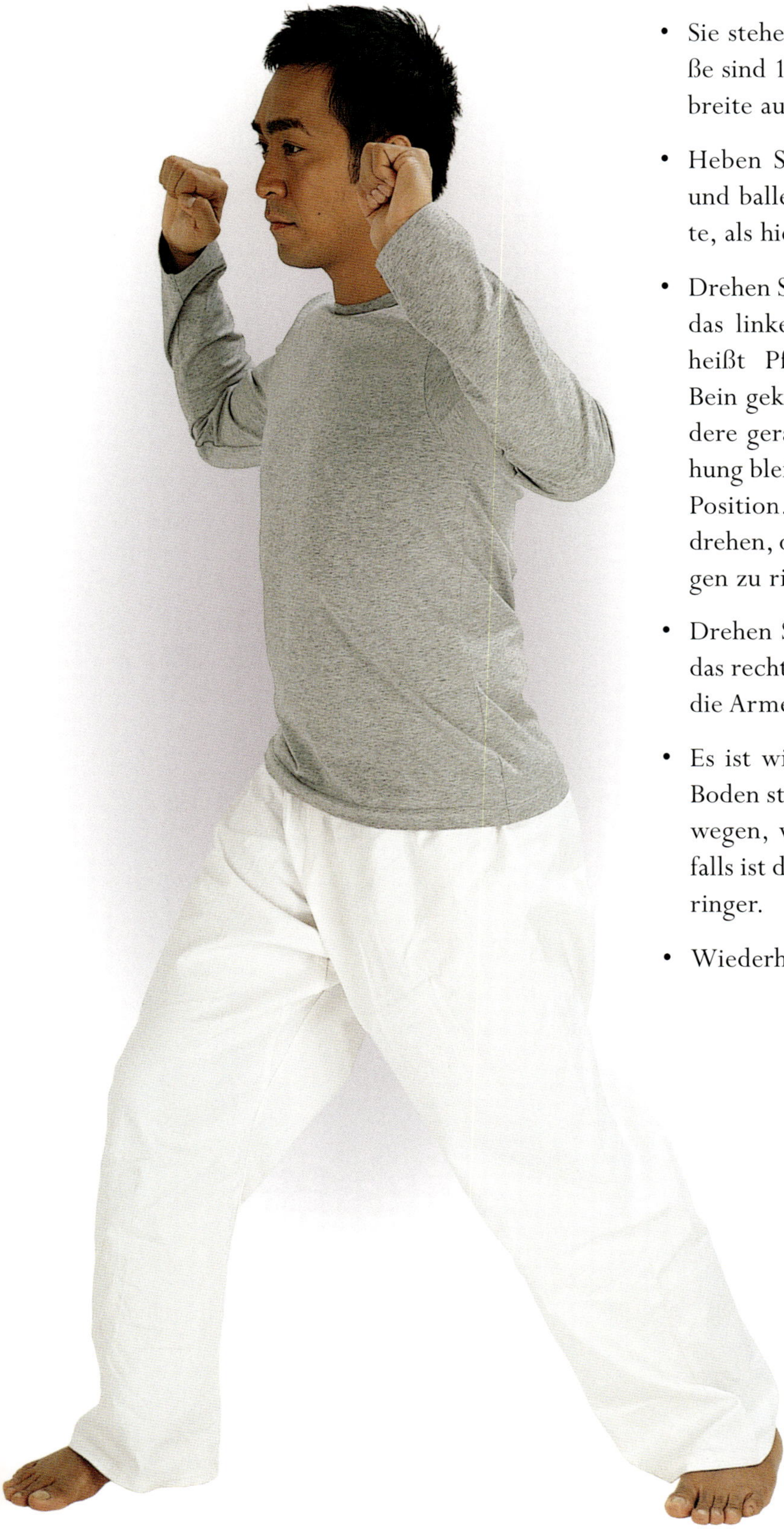

- Sie stehen mit gespreizten Beinen. Die Füße sind 15–22 cm weiter als Ihre Schulterbreite auseinander.
- Heben Sie die Arme über die Schultern, und ballen Sie neben den Ohren die Fäuste, als hielten Sie eine Hantel.
- Drehen Sie sich in der Taille nach rechts, bis das linke Bein gerade ist. Diese Stellung heißt Pfeil-und-Bogen-Schritt, weil ein Bein gekrümmt wie ein Bogen und das andere gerade wie ein Pfeil ist. Bei der Drehung bleiben Arme und Fäuste in derselben Position. Versuchen Sie, sich maximal zu drehen, ohne zu übertreiben und Verletzungen zu riskieren.
- Drehen Sie den Rumpf nun nach links, bis das rechte Bein gerade ist. Wieder behalten die Arme dieselbe Position bei.
- Es ist wichtig, dass die Füße fest auf dem Boden stehen und sich möglichst wenig bewegen, während Sie sich drehen. Andernfalls ist die Wirkung der Rumpfdrehung geringer.
- Wiederholen Sie die Übung 36 Mal.

Häufige Fragen

Ich habe gelesen, dass man mit der taoistischen Gesichtsmassage bestimmte Muskeln bearbeiten kann, um den Tonus und die Elastizität der Haut zu verbessern. Warum haben Sie diese Wirkung nicht erwähnt?

Die trockene Gesichtswäsche (Ca Mian) hat zwar eine verjüngende Wirkung auf die Haut, aber ihre Hauptaufgabe im Rahmen der ergänzenden Übungen ist ein erhöhtes Körperbewusstsein und die Entspannung der Muskeln, die ein sanftes Lächeln ermöglicht. Die Gesichtsmassage, die speziell auf den Hautzustand abzielt, heißt Tuai Na. Sie setzt komplexere Methoden voraus und bearbeitet bestimmte Muskelgruppen und Akupunkturpunkte.

Warum muss ich die Handflächen reiben und wärmen, bevor ich mit einer Übung beginne?

Das verbessert den Tastsinn und das Körperbewusstsein. Die erhöhte Hauttemperatur fördert zudem die Durchblutung und den Qi-Fluss.

Ich trage Zahnersatz. Kann ich vom Zusammenbeißen der Zähne (Kou Chi) dennoch profitieren?

Ja, wenn Sie bestimmte Muskeln anspannen und entspannen, lernen Sie, zwischen beiden Zuständen zu unterscheiden. Außerdem verbessert diese Übung die Durchblutung des Zahnfleisches und strafft die Gesichtsmuskeln im Kieferbereich. Vor allem aber stärkt sie die Beckenbodenmuskeln. Das verbessert die Gesundheit der Genitalien und die sexuellen Funktionen und steigert die Lust.

Nach der Dan-Tien-Massage (Mo Dan Tien) spüre ich, wie das Qi in diesem Bereich wirbelt. Ist das normal?

Ja, das ist ein sehr gutes Zeichen. Die meisten Menschen spüren, wie das Qi kreisförmig wirbelt. Manche haben das Gefühl, dass die Energie kugelförmig ist. Jeder Qi-Fluss im Bereich des unteren Dan Tien fördert auch den Qi-Strom in den wichtigen Meridianen.

Wie nützt die Rückenmassage (Mo Bei) dem Skelett, den Gehirnfunktionen, der Potenz und der Vitalität?

In der chinesischen Medizin steuern die Nieren die Sexualität, die Gehirnfunktionen und die Knochenstruktur. Außerdem erzeugen sie das Knochenmark. Darüber hinaus sind sie vitale Organe für die Speicherung und Ausstrahlung der Jing-Energie. Jing ist wichtig für das Wachstum, die Potenz und die Vitalität. Darum kann eine Massage die Nierenfunktion verbessern und die Jing-Produktion steigern. In der westlichen Medizin sind die Nieren für den Wasserhaushalt und das chemische Gleichgewicht zuständig, aber auch für die Reinigung des Blutes von Abfallprodukten. Die Nieren sondern das Hormon Erythropoetin ab. Es regt das Knochenmark an, rote Blutkörperchen zu bilden. Bei einem Mangel an roten Blutkörperchen fühlen Sie sich kalt, müde und ausgelaugt. Außerdem helfen die Nieren dem Körper, Vitamin D zu nutzen, das wichtig für die Knochen ist. Einerlei, ob Sie den Körper unter dem östlichen oder westlichen Blickwinkel betrachten, die Gesundheit, das Skelett, die Gehirnfunktionen, die Potenz und die Vitalität profitieren davon, wenn Sie die Nieren stärken.

Seitdem ich die Übung »doppeltes leeres Heben« (Shuang Kong Ju) mache, hat meine Muskelkraft deutlich zugenommen. Warum?

Shuang Kong Ju benutzt die gleichen Techniken wie einige stärkende Qi-Gong-Übungen und baut mit Hilfe des natürlichen Körperwiderstandes Kraft auf.

Ich kann bei der Rückenstreckung (Shu Bei) die Füße nicht erreichen. Es fällt mir sogar schwer, den Rumpf nach vorne zu beugen. Was kann ich dagegen tun?

Wenn Sie vorher keine Dehnübungen gemacht haben, fällt Ihnen Shu Bei möglicherweise sehr schwer, und vielleicht klappt es gar nicht. Strecken Sie sich, so gut es geht, und beugen Sie sich vor, so weit Sie kommen, bis Sie schließlich die Füße festhalten können. Wenn Sie sich nach und nach weiter vorbeugen, sind die Muskeln eines Tages so gedehnt, dass Sie die Übung vollständig beherrschen.

Die Meditation des himmlischen Ur-Elixiers

Tien Yuen Dan Fa, die Meditation des himmlischen Ur-Elixiers, ist die wirksamste taoistisch-alchemistische Meditation für Verjüngung, Langlebigkeit und spirituelle Erleuchtung. Einige taoistische Immortalisten sollen dank dieser Methode mehr als 300 Jahre gelebt haben. Aber sie befolgten auch die anderen Prinzipien des Tao und lebten ein sorgloses, natürliches Leben. Taoisten streben allerdings nicht bewusst nach einer verlängerten Jugend; diese ist die Folge einer harmonischen Erhaltung, Transformation und Erneuerung der Energie.

Wir dürfen die taoistische Idee von der Unsterblichkeit nicht als körperliche Unsterblichkeit missverstehen. Wie Buddhisten und Hindus glauben auch Taoisten an den Kreislauf des Todes und der Wiedergeburt. Ein Unsterblicher (Xian) ist ein Erleuchteter, dessen Geist nicht mehr an diesen Zyklus gefesselt ist. Wie sich der Immortalismus und die taoistische Alchemie entwickelt haben, ist nur teilweise bekannt. Wir wissen aber, dass die Meditation auf den Grundsätzen der psychosomatischen Harmonisierung und der psychokosmischen Beziehung basiert, wie das klassische Medizinbuch *Nei Jing* sie beschreibt.

Alchemie

Die Meditation des himmlischen Ur-Elixiers wird auch »innere Elixier-Meditation« (Nei Dan Fa) genannt. Der untere Dan Tien (ein Energiezentrum 7,5 cm unter dem Nabel) symbolisiert den Kessel der Alchemisten. Während der Meditation werden die körperlichen, seelischen und geistigen Zutaten gesammelt, bearbeitet und in Arznei transformiert. Diese Zutaten sind die Essenz des Lebens (Jing), die universelle Ur-Energie (Yuen Qi) und der Geist (Shen) – die drei Ur-Schätze (San Yuen Bao) des Körpers. Deshalb heißt die Meditation des himmlischen Ur-Elixiers auch »Meditation der drei Ur-Elixiere« (San Yuen Dan Fa). Gemeint sind die drei Ur-Energien Jing, Qi und Shen im Körper.

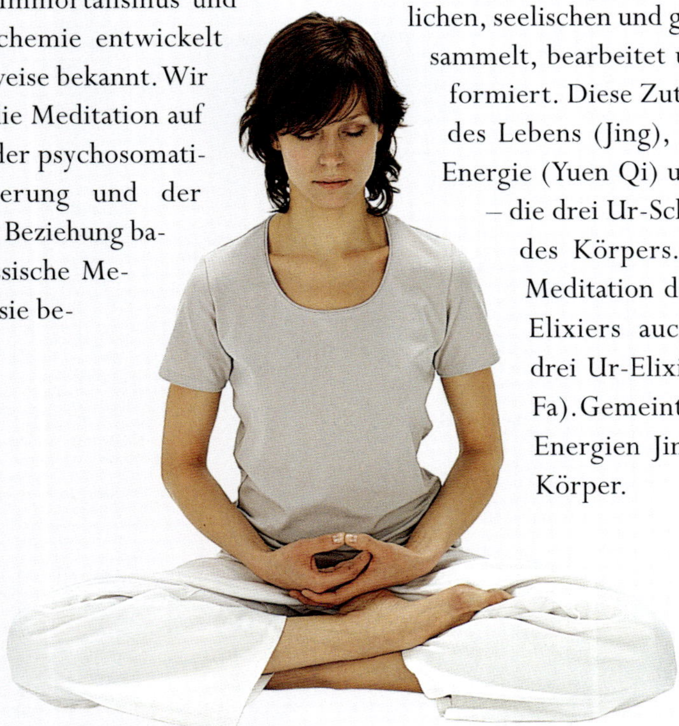

Der Qi-Kreislauf in den zentralen Meridianen entspricht dem Sammeln der Zutaten. Diese Meridiane sind das Lenker-Gefäß vorne und das Diener-Gefäß hinten und an der oberen Hälfte des Kopfes. Das Sammeln wird als Sammeln der Arzneien (Cai Yao) symbolisiert, weil das Elixier den Körper, die Seele und den Geist heilen soll. Es ernährt alle drei und verwandelt sie in höhere Energien und Inspirationen.

Sobald die Arznei reif ist, werden Körper und Geist wieder in ihren vorgeburtlichen Zustand versetzt. Die Serie von Transformationen verjüngt den Körper und befreit den Geist (das wahre oder höhere Selbst) von den Fesseln, die ihn an den Körper binden, so dass er sich mit dem Tao, der Quelle der Schöpfung, vereint. Ein erleuchteter Geist wird unsterblich (xian), da er selbst über Leben und Tod bestimmen kann und nicht mehr an Raum und Zeit oder an den Kreislauf des Todes und der Wiedergeburt gebunden ist.

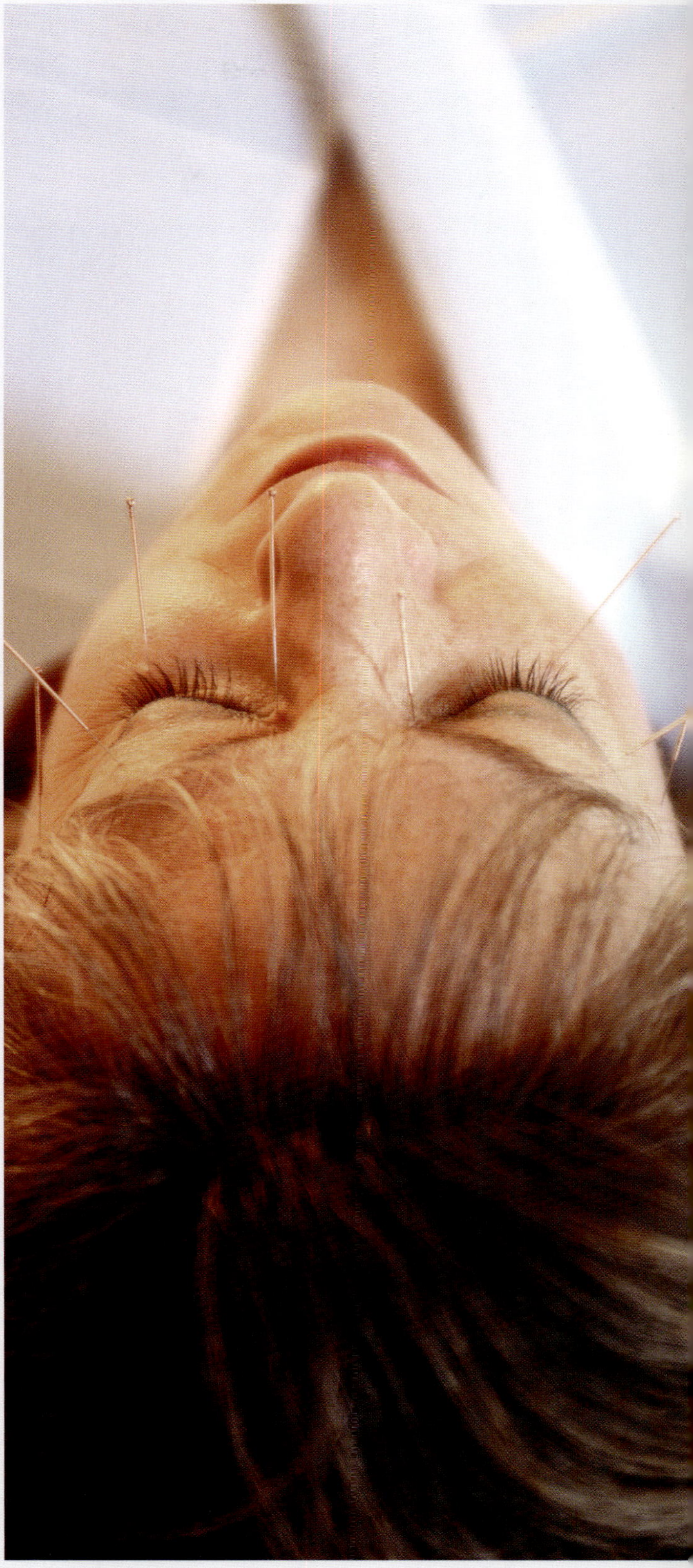

Chinesische Medizin

Die taoistische Alchemie ist sehr eng mit der klassischen chinesischen Medizin verbunden, die eine ganz andere Grundlage hat als die westliche. Um die alchemistische Meditation zu verstehen, müssen Sie einiges über die chinesische Auffassung von Medizin wissen. Sie begreift Körper, Seele und Geist als integrales Ganzes. Das körperliche Wohlbefinden und die seelische Stabilität hängen von der Harmonisierung des Qi im Körper ab. Körper und Geist stehen in bipolarer Beziehung zueinander. Das Qi-Ungleichgewicht des Körpers (Krankheit) kann das Ungleichgewicht des Geistes beeinflussen und umgekehrt. Das geistige Ungleichgewicht ist oft die unmittelbare Folge des seelischen Aufruhrs, den unsere Reaktionen auf die dualistische Welt auslösen: auf Gewinne und Verluste, Erfolg und Scheitern, Richtig und Falsch. Solche Erschütterungen führen zu Schwankungen des Qi-Flusses im Körper, wie das *Nei Jing* des Gelben Kaisers bekräftigt:

Wut bewirkt, dass Qi sich nach oben verliert.
Zu viel Glück hemmt den Qi-Fluss.
Trauer zerstreut Qi.
Sorgen bewirken, dass Qi sich nach unten verliert.
Kälte vertreibt Qi, Hitze löst es auf.
Schrecken verwirrt das Qi. Müdigkeit verzehrt es.
Zu viel Denken lässt Qi stagnieren.

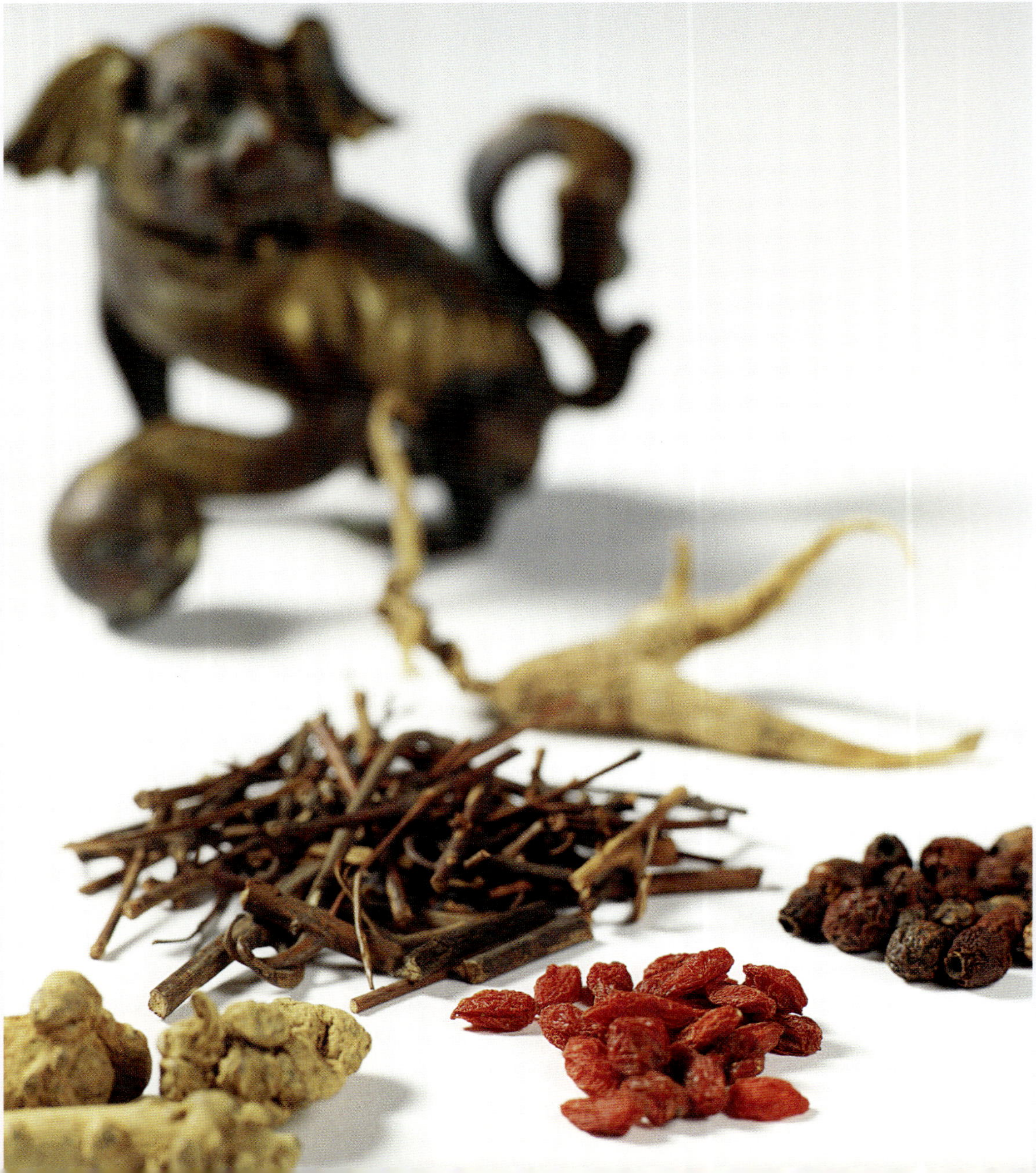

Wenn ein Mensch körperlich krank ist, gilt er in der chinesischen Medizin auch als seelisch oder mental krank, und wenn er seelisch krank ist, leidet auch der Geist. Da unsere moderne Gesellschaft am Profit orientiert ist, suchen wir unser Glück in der Anhäufung von Macht, Besitz, Ruhm und Stolz. Schon in jungen Jahren werden wir ermuntert, uns dem Wettbewerb zu stellen und zu siegen. Die Medien überhäufen uns täglich mit Aufforderungen, der neusten Mode zu folgen und bestimmte Marken zu kaufen. Glücklich ist angeblich, wer schnell und auf großem Fuß lebt und mit Reichtum, materiellem Besitz, Status und Macht protzen kann.

Wir sind Sklaven unseres Egoismus sowie unserer endlosen Wünsche und körperlichen und seelischen Süchte. Wenn wir auf Widerstand stoßen, reagieren wir impulsiv, und unsere Gefühle geraten aus dem Gleichgewicht. Unerfüllte Wünsche lösen Wut, Eifersucht, Traurigkeit, Verzweiflung, Angst und Enttäuschung aus, aber auch Erschöpfung und Disharmonie. Wenn wir durch negative Emotionen, Überarbeitung und Völlerei zu viel körperliche und seelische Energie vergeuden, ist ein psychosomatisches Ungleichgewicht die Folge, das Krankheiten hervorruft und die Alterung beschleunigt.

Die alchemistische Meditation setzt einen Heilprozess in Gang, weil sie die körperliche und die seelische Energie harmonisiert. Diesen Vorgang nennt man »Wiederherstellung der menschlichen Natur (Xing) und des Lebens (Ming)«. Xing wird vom Herzen ausgedrückt. Das Herz ist das Zentrum grenzenloser Wünsche und Erwartungen, deren Ursprung die Erbanlagen, der Einfluss der Gesellschaft, Indoktrinierung, Erfahrungen und der Glaube sind. Ming ist unsere Vitalität, die sich als Motivation, Potenz und körperliches Wohlbefinden äußert. Im Grunde geht es also darum, unser Verlangen zu dämpfen und den Körper zu verjüngen. Die Meditation des himmlischen Ur-Elixiers umfasst drei Hauptphasen:

- ***Phase eins*** transformiert Jing (die Lebensessenz) zu Qi (universelle Energie).
- ***Phase zwei*** transformiert Qi zu Shen (Geist oder das wahre Selbst).
- ***Phase drei*** trennt den Geist vom Körper, so dass er in die Leere zurückkehren kann.
- ***Phase vier*** vereinigt die Leere mit dem Tao, der Quelle der Schöpfung.

Phase eins ist der mikrokosmische Zyklus (Xiao Zhou Tien), Phase zwei ist der makrokosmische Zyklus (Da Zhou Tien). Dies sind die Vorstufen des Elixiers, das den Körper und den Geist ernährt, also »Xing und Ming wiederherstellt«. In den beiden letzten Phasen reift das Elixier und befreit den Geist, so dass wir durch die Vereinigung mit dem Tao unsterblich werden.

Vorbereitende Übungen

Bevor Sie mit dem mikrokosmischen Zyklus, der ersten Phase der alchemistischen Meditation, beginnen, müssen Sie drei wichtige Massageübungen machen.

Trockene Gesichtswäsche (Ca Mian)

- Setzen Sie sich aufrecht hin.
- Reiben Sie die Handflächen aneinander, bis sie warm sind.
- Legen Sie die Handflächen aufs Gesicht, und massieren Sie es mit einer kreisförmigen Bewegung 36 Mal, wenn Sie wollen auch öfter.
- Achten Sie auf verspannte Stellen, und üben Sie dort mehr Druck aus, um sie zu lockern. Bleiben Sie während der gesamten folgenden Meditation körperbewusst.

Rückenmassage (Mo Bei)

- Legen Sie die geballten Fäuste über den Nieren auf den Rücken. Massieren Sie den Nierenbereich mit der Rückseite der Fäuste 36 Mal mit einer kreisförmigen Bewegung.
- Diese Übung versorgt die Nieren mit Energie und stimuliert die Bildung von Jing-Energie.

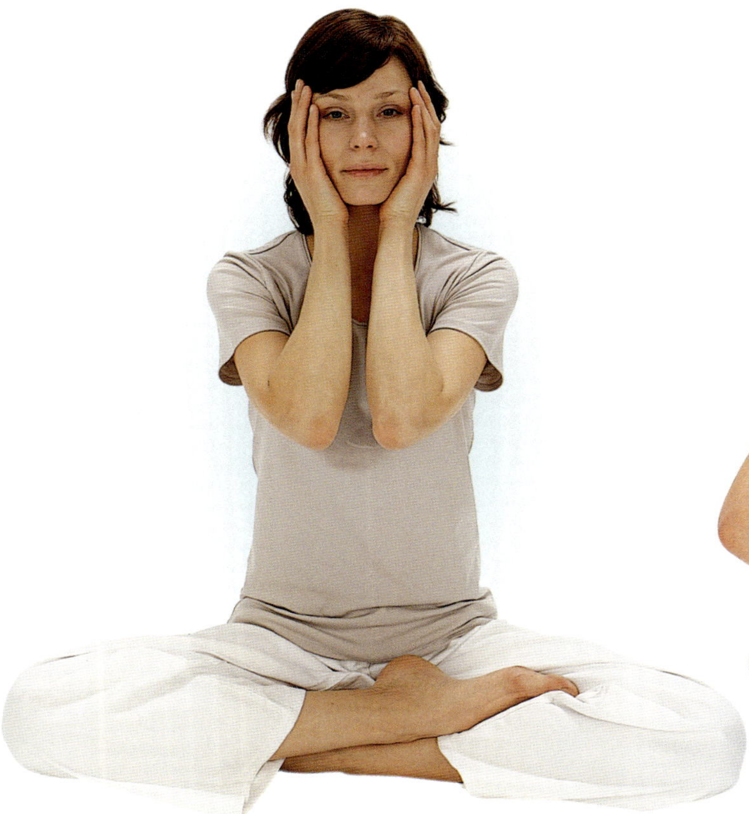

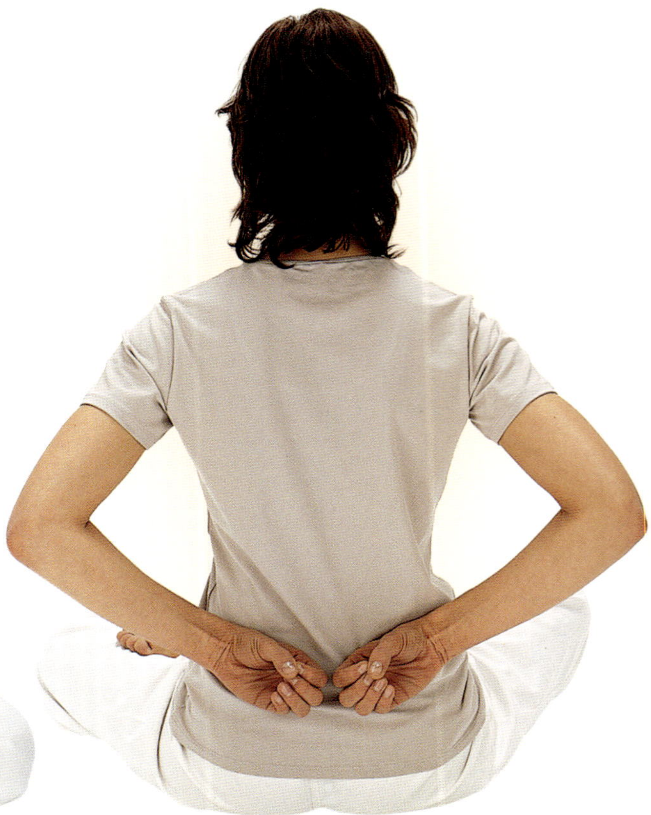

Dan-Tien-Massage (Mo Dan Tien)

- Legen Sie die rechte Handfläche auf den unteren Dan Tien (7,5 cm unter dem Nabel). Massieren Sie diesen Bereich mit kreisförmigen Bewegungen 36 Mal gegen den Uhrzeigersinn.
- Legen Sie dann die linke Handfläche auf den unteren Dan Tien, und massieren Sie diesen Bereich mit kreisförmigen Bewegungen 36 Mal im Uhrzeigersinn.
- Der untere Dan Tien ist der Kessel, in dem die transformierte Energie gespeichert und in Arznei verwandelt wird. Die Übung bereitet den Kessel vor und versorgt ihn mit Energie. Die kreisförmige Massage aktiviert zunächst dieses Energiezentrum und dann den Qi-Fluss.
- Sie können Ihr Körperbewusstsein erheblich verbessern, wenn Sie den unteren Dan Tien noch öfter massieren, bis er sehr heiß und deutlicher tastbar ist.
- Wenn Sie die innere Aktivität steigern wollen, können Sie in dieser Vorbereitungsphase weitere ergänzende Übungen machen (siehe voriges Kapitel).
- Legen Sie die Hände nun auf den Schoß, und machen Sie damit eine Tai-Chi-Geste (Mudra) wie auf Seite 38. Schließen Sie dabei die Augen, um zur nächsten Phase der Meditation überzugehen.

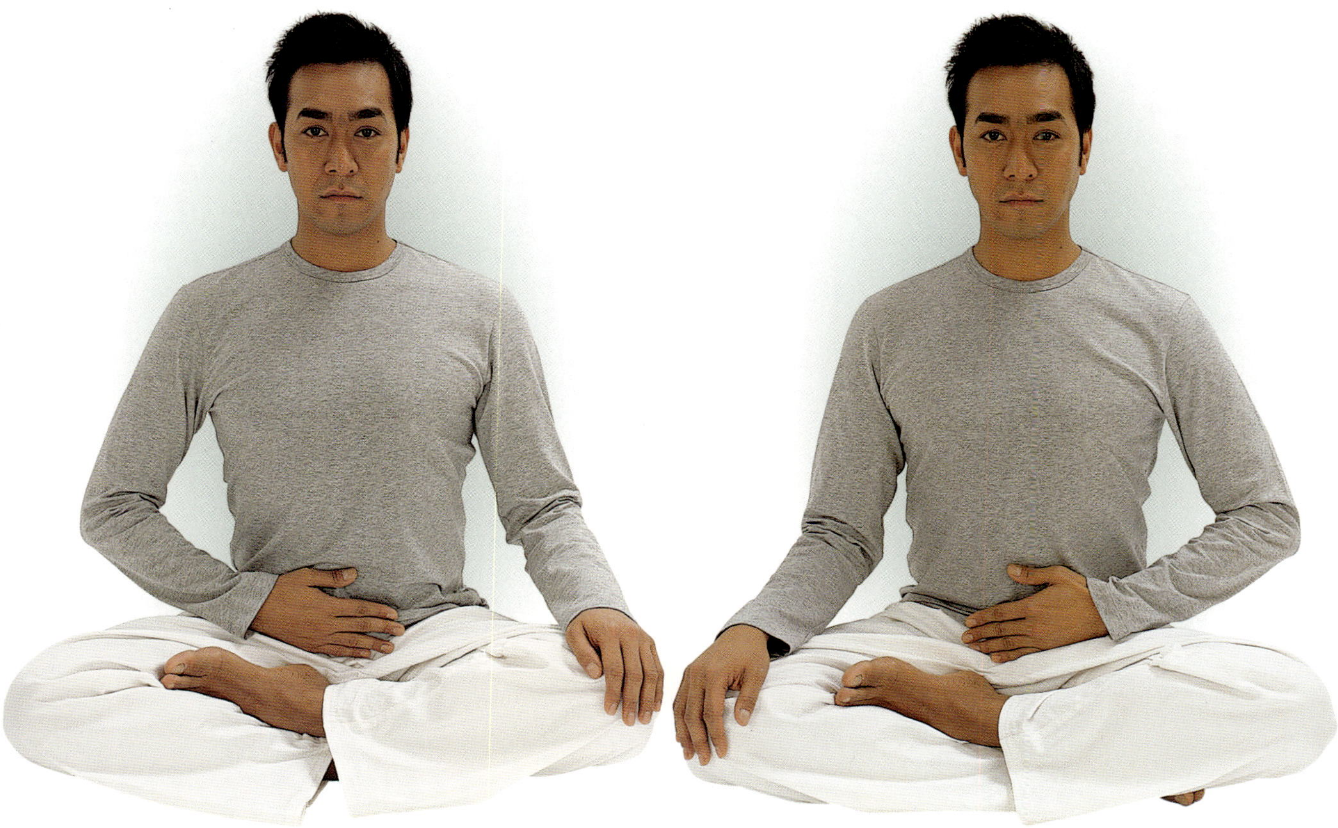

Phase eins: der mikrokosmische Zyklus

Das Ur-Jing (Yuen Jing) ist eine vorgeburtliche, endliche Energie, die wir erben. Auf der ersten Stufe dieser Meditation wird das Ur-Jing in Ur-Qi (Yuen Qi) transformiert, also in den Hauptbaustein des Universums. Dabei wird der Körper verjüngt.

Beginnen Sie mit der Übung »Tiefe Entspannung« (siehe Seite 39), und verlagern Sie Ihre Aufmerksamkeit vom oberen zum unteren Dan Tien, nachdem Sie sich innerlich darauf eingestimmt haben. Es gibt drei Dan-Tien-Zentren vorne am Körper:

- ***Das dritte Auge (Yin Tang)*** befindet sich in der Mitte zwischen den Augenbrauen und heißt bei den Taoisten oberer Dan Tien.
- ***Das Sonnengeflecht (Chung Wan)*** liegt etwa 10 cm über dem Nabel und gilt als mittlerer Dan Tien oder mittleres Feld des Elixiers.
- ***Der untere Dan Tien (Kuan Yuen)*** befindet sich in der Körpermitte, 7,5 cm unter dem Nabel.

Dan Tien bedeutet »Feld des Elixiers«. Diese Zentren speichern und transformieren Energie und das Elixier. Sie brauchen zunächst nichts weiter zu tun, als sich voll auf den unteren Dan Tien zu konzentrieren. Wenn Sie dem Prinzip des Wu Wei (siehe Seite 20/21) folgen, wird das Qi dann von selbst aktiv. Wenn Sie dabei Wärme, ein Pulsieren, Schwingungen, rollende Perlen oder Elektrizität spüren, machen Sie gute Fortschritte.

Die nächste Hürde ist das Öffnen der drei Tore (San Guan) auf den Wirbeln. Sie liegen auf dem Steißbein, auf dem mittleren Rücken und am Hinterkopf. Das Qi fließt hinab zum Damm und dann zum ersten Tor auf dem Steißbein. Dort hält es möglicherweise einige Tage inne, bevor sich dieses Tor öffnet. Das mittlere und das obere Tor öffnen sich ebenfalls langsam und das Qi strömt jetzt ungehindert durch den Meridian. Wenn es den Scheitel erreicht hat, beginnt es durch die Hauptmeridiane zu fließen. Machen Sie sich keine Sorgen, wenn Sie anfangs nichts spüren. Es kann einige Tage oder länger dauern, bis das Qi zirkuliert. Seien Sie aber auch nicht aufgeregt, wenn Sie Empfindungen haben. Lassen Sie die Energie in ihrem eigenen Tempo und Rhythmus strömen. Die erste Phase dieses Energiezyklus heißt mikrokosmischer Zyklus, auch als »Kleiner Kreislauf« bekannt (Xiao Zhou Tien). Die Bildung des Elixiers in dieser Phase wird Kleine Medizin (Xiao Yao) genannt.

Die Transformation der Lebensessenz (Jing) in universelle Energie (Qi)

Die folgende Liste zeigt die Reihenfolge der wichtigsten Energiezentren entlang dem mikrokosmischen Pfad.

- ***Der untere Dan Tien (Kuan Yuen)***, auch Meer der Energie (Qi Hai) genannt, befindet sich in der Körpermitte, 7,5 cm unter dem Nabel. Er speichert Jing, ehe es in Ur-Qi transformiert wird. Konzentrieren Sie sich immer auf diesen Punkt, und spüren Sie die Expansion und Bewegung der Energie.
- ***Der Dammpunkt*** liegt zwischen den Genitalien und dem After und heißt Yin-Begegnung (Hui Yin) oder Meeresgrund (Hai Di), weil er sich knapp unter dem Meer der Energie (Qi Hai) befindet. Der untere Dan Tien und Hei Di sind eng miteinander verbunden. Manchmal ist die Bewegung des Qi in beiden Punkten nicht zu unterscheiden.
- ***Der Steißbeinpunkt (Chang Chiang)*** liegt am untersten Punkt der Wirbelsäule. Er ist das erste Tor des Lenker-Gefäßes.
- ***Das Nierenzentrum*** heißt Tür des Lebens (Ming Mun) und befindet sich zwischen dem zweiten und dritten Lendenwirbel, waagrecht parallel zur Taillenmitte. Hier wird Jing gespeichert und abgegeben; darum nennt man diesen Punkt auch Jing-Tor (Jing Mun).
- ***Der Mittelrückenpunkt (Chi Chung)*** liegt über dem elften Brustwirbel. Er ist das zweite Tor des Lenker-Gefäßes. Wenn Sie den unteren Rücken strecken, spüren Sie die Verbindung zum ersten Tor.
- ***Der große Wirbelpunkt (Tai Chui)*** befindet sich zwischen dem siebten Hals- und dem ersten Brustwirbel. Seinen Namen verdankt er dem deutlich hervortretenden Halswirbel. Er verbindet den Rumpf mit dem Hals.
- ***Der Hinterkopfpunkt (Yu Chien)*** ist das dritte Tor auf dem Lenker-Gefäß und verbindet den Kopf mit dem Hals. Wenn Sie die Wirbelsäule immer mehr strecken, verbinden Sie Yu Chien (Jadekissen) mit dem mittleren Rücken und dem Steißbein.
- ***Der Kronenpunkt (Pai Hui)*** liegt am höchsten Punkt des Kopfes. Pai Hui heißt »Versammlung der Hundert«. Dies ist das wichtige Energie sammelnde Zentrum und das Tor zur Freiheit des Geistes (Shen) in der dritten Phase der Meditation.
- ***Das dritte Auge (Yin Tang)*** befindet sich in der Mitte zwischen den Augenbrauen und heißt bei den Taoisten oberer Dan Tien oder Tor des Geistes (Shen Mun), weil wir damit Gefühle und Bewusstsein ausdrücken und übersinnlich wahrnehmen. Wenn Sie sich darauf konzentrieren, sehen Sie mehr als die Augen, hören mehr als die Ohren und nehmen jenseits Ihrer nromalen Grenzen wahr.

- ***Der Herzpunkt (Tan Chung)*** liegt auf der Mitte des Brustbeins auf gleicher Höhe wie der vierte Zwischenrippenraum und (bei Männern) wie die Brustwarzen. Hier wird die Herzenergie während des Qi-Kreislaufs gesammelt und abgegeben. Mit dem Herzpunkt spüren wir Offenheit, Ehrlichkeit, Menschlichkeit, Liebe und Mitgefühl.
- ***Das Sonnengeflecht (Chung Wan)*** liegt etwa 10 cm über dem Nabel. Es ist das mittlere Feld des Elixiers in der Magengegend und heißt auch mittlerer Dan Tien oder Gelbes Zimmer, weil der Magen nach der taoistischen Fünf-Elemente-Lehre der Erde zugeordnet wird, deren Farbe Gelb ist. Mit diesem Punkt spüren wir Entschlossenheit und Mut.
- ***Der Nabelpunkt (Chi Chung)*** befindet sich in der Mitte des Nabels. Wenn das Qi ihn passiert hat, fließt es zurück zum unteren Dan Tien. Dann ist der Zyklus vollendet und beginnt von vorne.

Wenn der Kreislauf des Qi beginnt, wird Jing aus dem Ming Mun und Herzenergie aus dem Herzzentrum gesammelt. Nach seinen gelegentlichen Pausen und trägen Bewegungen fließt das Qi jetzt stetiger und rhythmischer. Wir spüren die Energie in allen Zentren, vor allem im unteren Dan Tien und im Damm. Bei Frauen können die großen Schamlippen und die Klitoris anschwellen, Männer haben möglicherweise während der ganzen Meditation oder länger eine Erektion.

Der mikrokosmische Zyklus

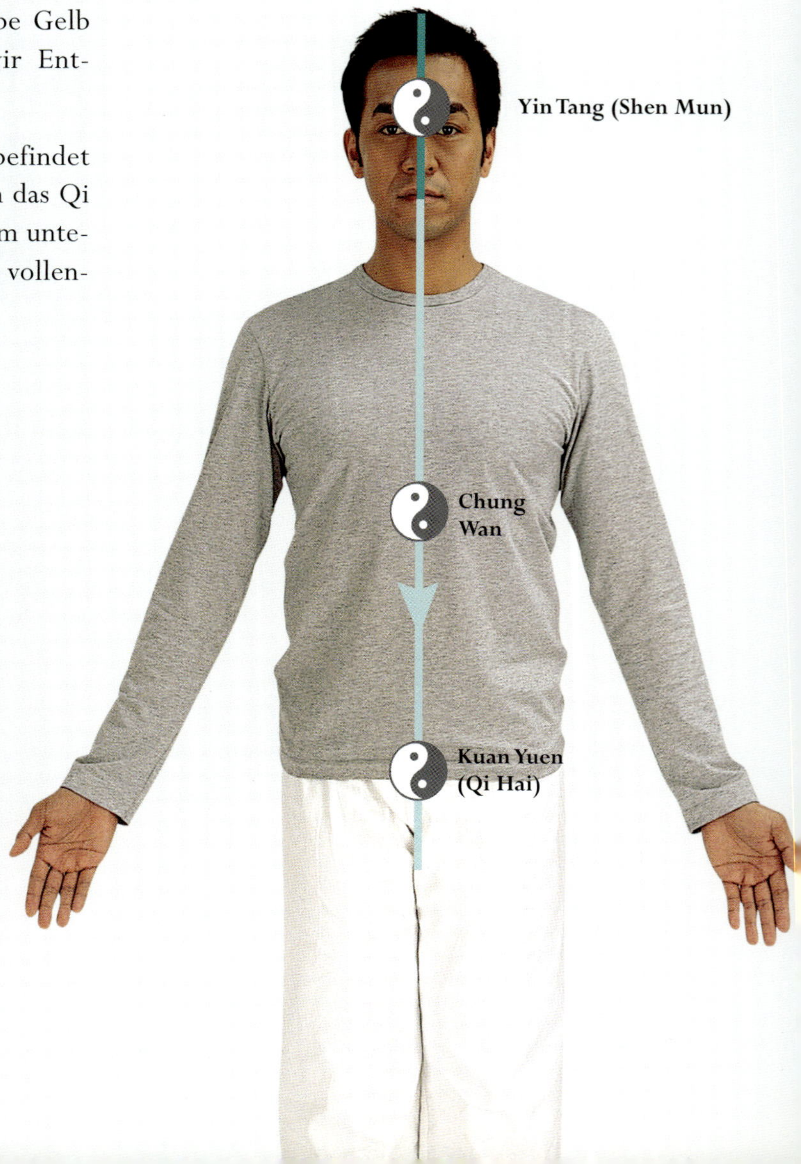

Dieses Phänomen heißt »Aufstieg der Yang-Energie« (Sheng Yang), weil dank der zunehmenden Verjüngung mehr sexuelle Energie transformiert wird. Seien Sie weder besorgt noch aufgeregt. Lassen Sie sich nicht durch sexuelle Fantasien ablenken, sondern fahren Sie konzentriert mit der Meditation fort. Dann wird die sexuelle Energie in eine höhere Form von schöpferischem Yuen Qi umgewandelt, und mit der Zeit verschwindet das Sheng-Yang-Phönomen.

Diese erste Phase des mikrokosmischen Zyklus (Xiao Zhou Tien) kann Monate oder über ein Jahr dauern. Dann bildet sich im unteren Dan Tien eine weiß glühende kleine Perle aus Elixier (Dan). Darum heißt das Elixier in diesem Stadium Kleine Medizin (Xiao Yao).

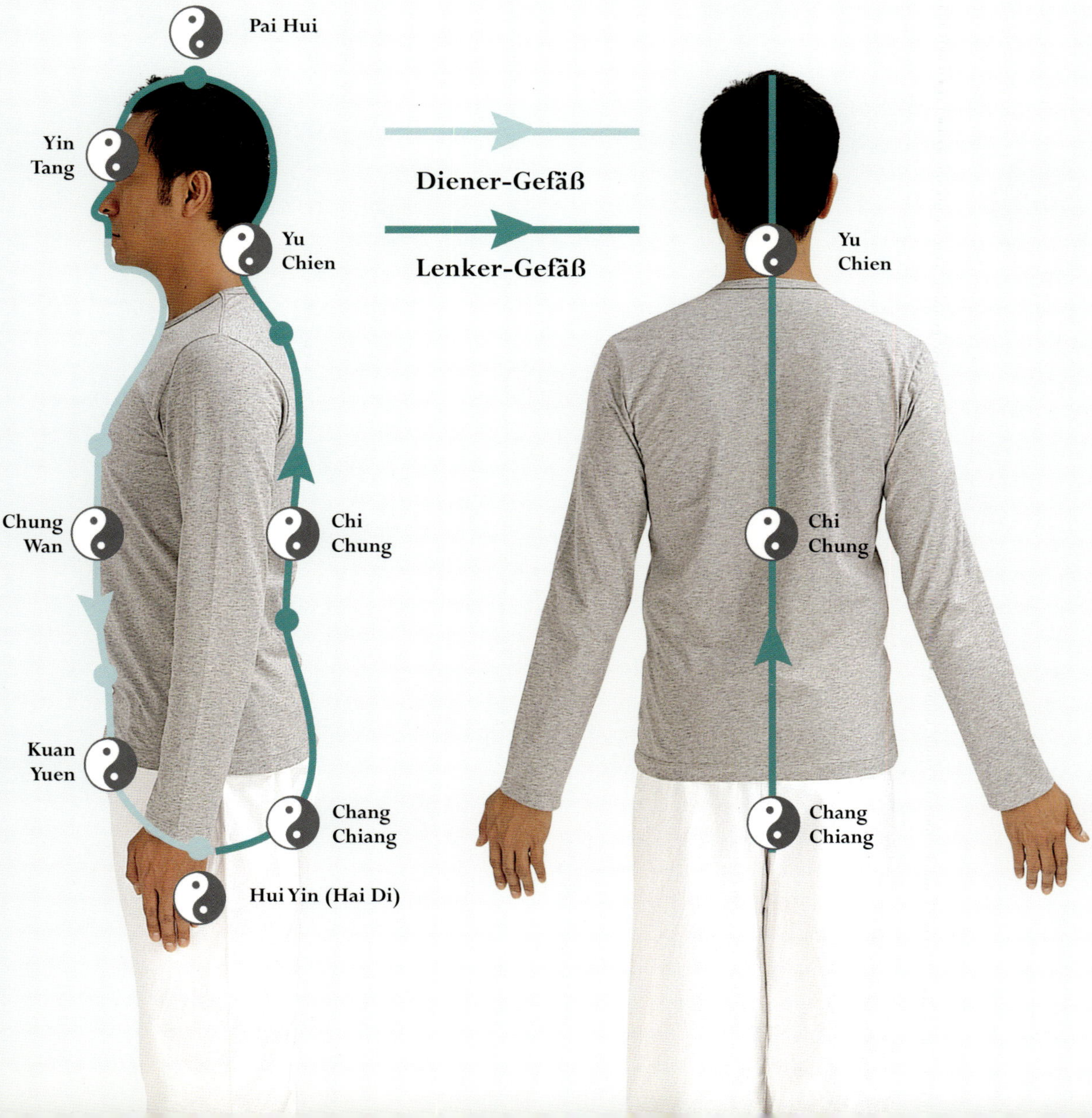

Phase zwei: der makrokosmische Zyklus

Wenn die Kleine Medizin (Xiao Yao) sich bildet, sind Sie bereit für die zweite Phase der alchemistischen Meditation. Der mikrokosmische und der makrokosmische Zyklus sind ihrem Wesen nach sehr ähnlich.

Sie brauchen nicht zu überlegen, wie die Transformation vor sich geht. Es genügt, wenn Sie die gleichen Übungen machen wie in der ersten Phase und das Qi in seinem eigenen Tempo und Rhythmus kreisen lassen. Mit der Zeit strömt die Energie immer schneller durch die Meridiane, und das Elixier wächst zur Großen Medizin (Da Yao) heran. Dieser schnelle Qi-Kreislauf wird traditionell Flussdrehung (He Che) genannt.

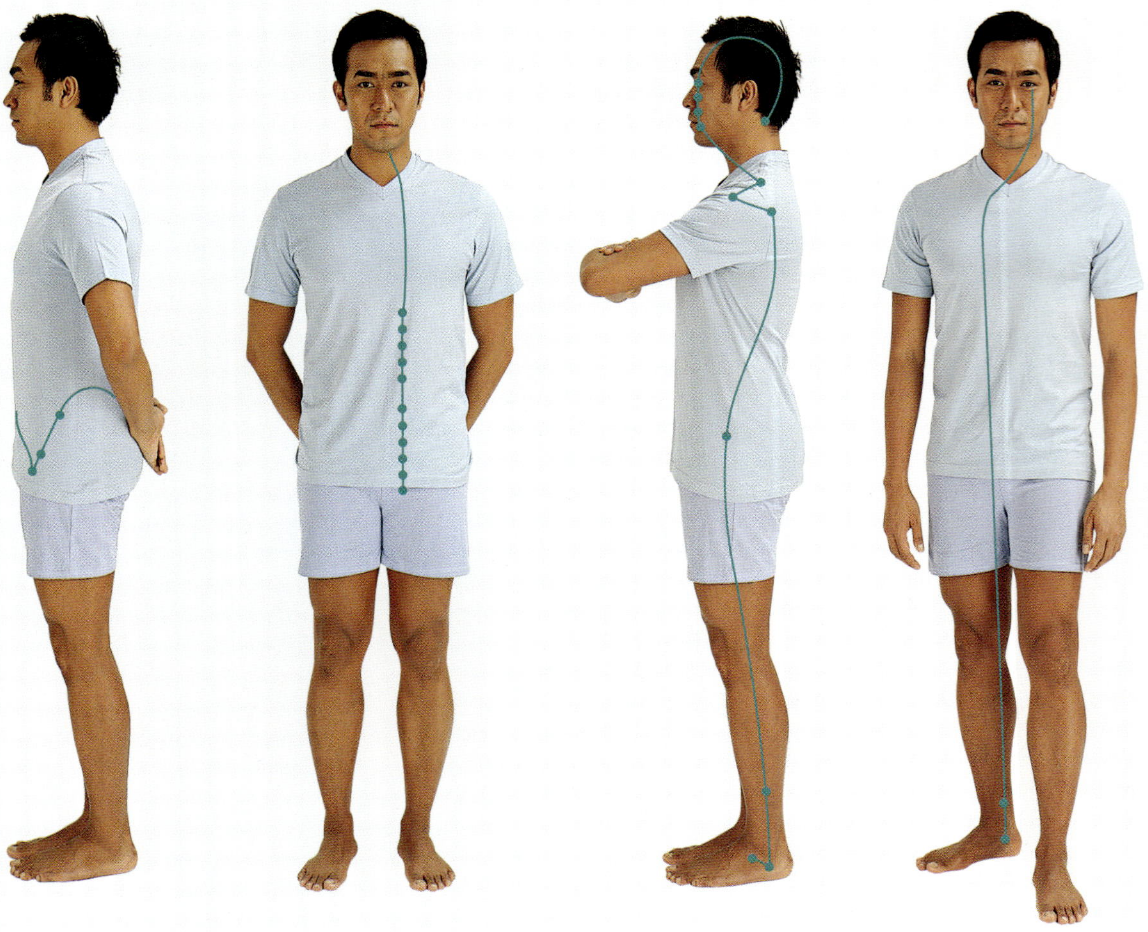

Gürtel-Meridian ***Chung-Meridian*** ***Yang-Chow-Meridian*** ***Yin-Chow-Meridian***

Die Transformation der universellen Energie (Qi) in Geist oder in das wahre Selbst (Shen)

Wenn das Denken sich noch mehr von der äußeren Welt löst, wird die innere Welt (Nei Jing) immer klarer, und allmählich spüren Sie weitere Meridiane im Körper. Sie brauchen ihren genauen Verlauf nicht zu kennen, um sich ihrer bewusst zu werden. Bleiben Sie einfach beim absichtslosen Handeln (Wu Wei), und das ganze Netz aus zusätzlichen Meridianen offenbart sich von selbst. In der Regel gibt es sechs Anzeichen dafür, dass die Große Arznei (Da Yao) sich bildet:

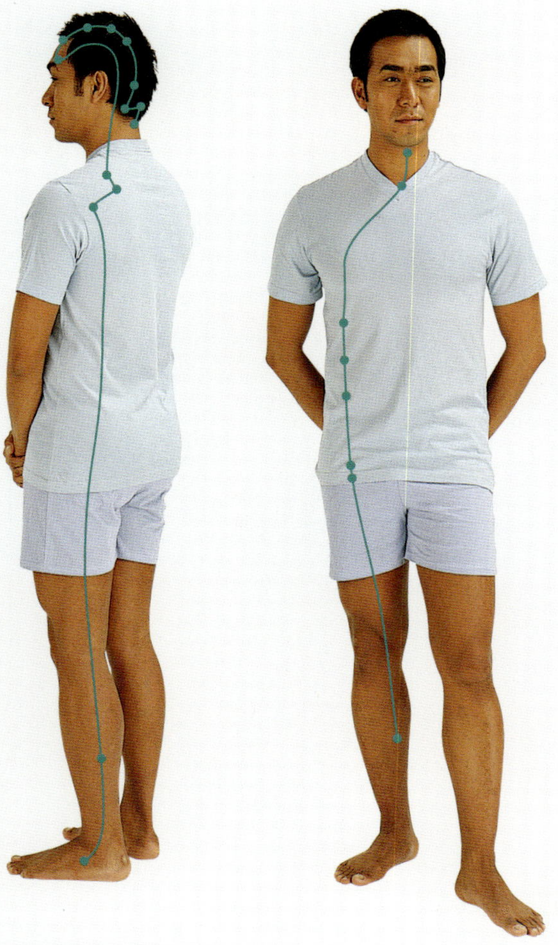

Yang-Wai-Meridian ***Yin-Wai-Meridian***

- Brennende Hitze im unteren Dan Tien
- Brennende Hitze in der Nierengegend und am Tor des Lebens (Ming Mun)
- Helles goldenes Licht vor den Augen und im oberen Dan Tien (Yin Tang)
- Das Gefühl eines Luftzugs hinter den Ohren
- Donnernder Lärm im Hinterkopfzentrum (Yu Chien)
- Ein Gefühl, als sprudle Wasser aus dem Körper nach oben, und unwillkürliche Muskelzuckungen im Nasenbereich.

Vielleicht erleben Sie eines dieser Phänomene oder alle, vielleicht gar keines oder etwas ganz anderes. Das ist nicht wichtig, weil diese Phänomene nur zeigen, dass Sie jetzt schärfer wahrnehmen. Sie beweisen zwar, dass Sie Fortschritte machen, aber sie sind kein Selbstzweck. Sie dürfen sie nicht festhalten, da Sie sonst selbstgefällig und egoistisch werden.

Die zusätzlichen Meridiane der inneren Welt bilden zusammen mit dem zentralen Diener-Gefäß und dem Lenker-Gefäß den makrokosmischen Zyklus (Dai Zhou Tien). Wenn die innere Welt sich enthüllt, beobachten Sie die Szenen nur am Rande, ohne sich von den zentralen Meridianen und dem unteren Dan Tien ablenken zu lassen. Bleiben Sie auch ruhig und konzentriert, wenn eines der sechs Zeichen erscheint; denn Ihr Ziel besteht allein darin, Qi in den zentralen Meridianen in Shen umzuwandeln.

Wer bin ich?

Um die nächste Phase der Meditation zu verstehen, müssen Sie mehr über die taoistische Auffassung von der Seele (Hun) und dem Geist (Shen) wissen. Shen ist das unzerstörbare, wahre Selbst.

Wer ist das wahre Selbst? Wer ist das Ich? Wer bin ich? Wenn Menschen an sich denken, meinen sie meist ihren Körper; doch solange wir »mein Körper« sagen können, verstehen wir darunter etwas Äußeres, das uns gehört. Ihr Körper ist nur eine äußere Repräsentation Ihrer selbst, so wie Ihr Name, Ihr Titel, Ihr Status, Ihre Qualifikationen und so weiter. Ihr Körper macht zahllose Mutationen und Transformationen durch – von der Zeugung bis zur Geburt, von der Wiege bis zur Bahre, von dieser Inkarnation bis zur nächsten. Darum ist Ihr Körper kein eindeutiges, konstantes Selbst.

Manche Menschen glauben, ihre Persönlichkeit sei ihr wahres Selbst. Wir alle tragen ein Leben lang zahlreiche Identitäten und Masken mit uns herum. Wir waren ein Sohn oder eine Tochter, eine Mutter oder ein Vater, ein Onkel oder eine Tante, eine Nichte oder ein Neffe, ein Lehrer oder ein Schüler, ein Geber oder ein Empfänger, ein Fahrer oder ein Mitfahrer, ein Ehemann oder eine Ehefrau, ein Chef oder ein Angestellter und so weiter. Während wir das Vaterkostüm tragen, verhalten wir uns wie ein Vater und sprechen wie ein Vater. Gegenüber unserem Vater verhalten wir uns wie ein Kind. Wenn wir das Lehrerkostüm anhaben, benehmen wir uns wie ein Lehrer; doch gegenüber unserem Lehrer sind wir ein Schüler. Wir ändern unsere Persönlichkeit, unsere Verhaltensweise, unsere Sprache, unser Denkmuster und unsere gesellschaftlichen Grenzen drastisch, wenn wir verschiedene Rollen spielen. Manchmal tun wir, was man von uns erwartet oder was wir für notwendig halten; ein andermal täuschen wir unsere Rolle nur vor, weil es uns Spaß macht. Wir wechseln die Rolle 20 bis 100 Mal am Tag, ohne es zu merken. Deshalb ist auch die Persönlichkeit nicht das wahre Selbst.

Einerlei, ob Sie bewusst, vorbewusst oder unbewusst handeln, im Hintergrund ist immer jemand, der beobachtet, denkt und Entscheidungen fällt, im Wachzustand ebenso wie in den Träumen. Das ist Ihr wahres Selbst. Ein klassischer taoistischer Text bezeichnet das wahre Selbst als inneren Meister (Zhu Ren). Wir können aber erst ein Meister sein, wenn der Geist (Shen) erwacht ist. Wenn die große Medizin (Da Yao) reif ist, wird der Geist ernährt, geheilt und geweckt. Ein anderer taoistischer Text vergleicht diesen Vorgang mit der Bildung eines Fetus: In diesem entscheidenden Augenblick der spirituellen Wiedergeburt löst sich das wahre Selbst, der erleuchtete Geist vom niederen Selbst (Hun).

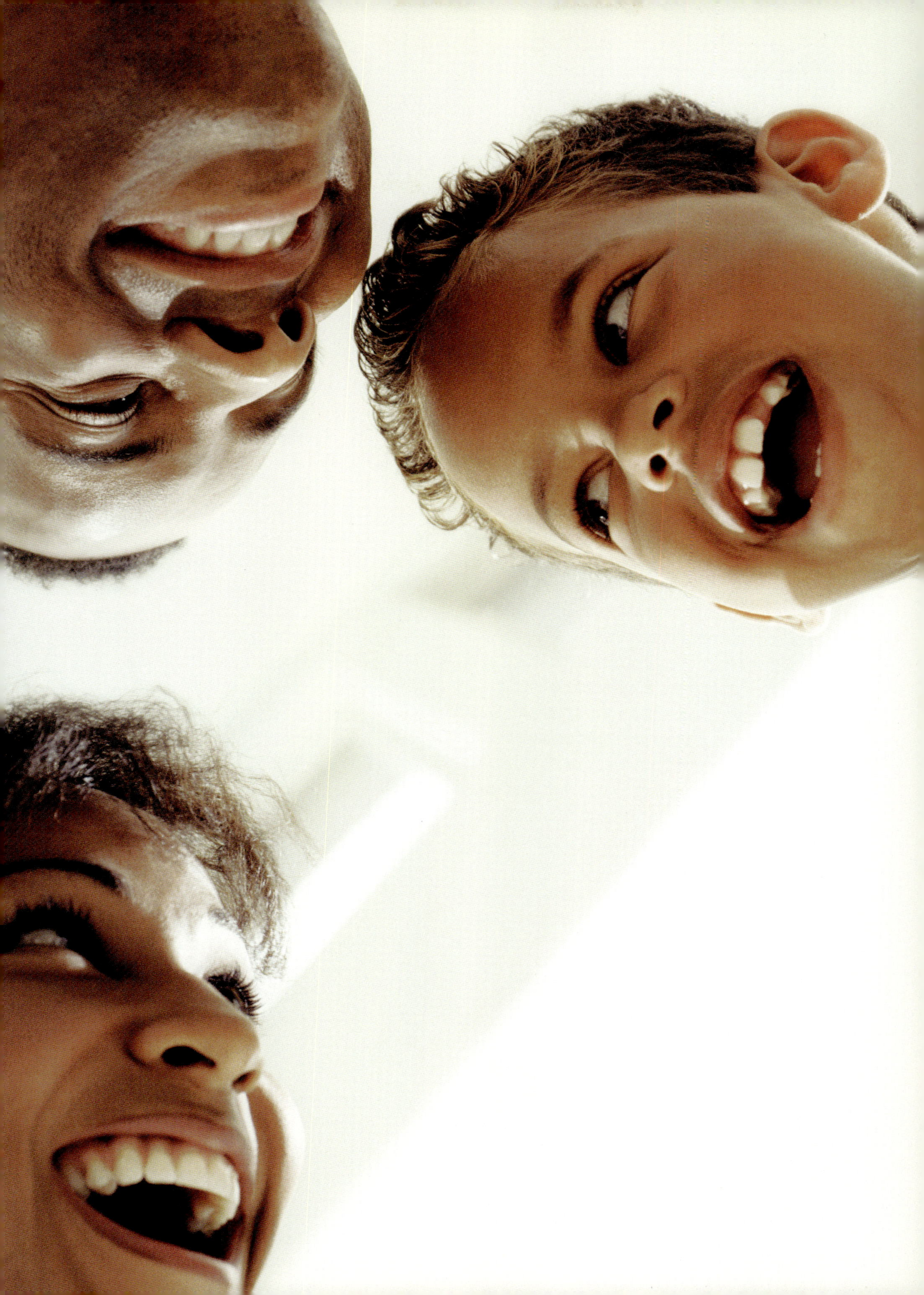

Das Rätsel des Lebens und des Todes

Zusammen mit der körperlichen Vitalität (Po) bildet der nicht-erleuchtete Geist (Hun) in der materiellen Welt das Ich.

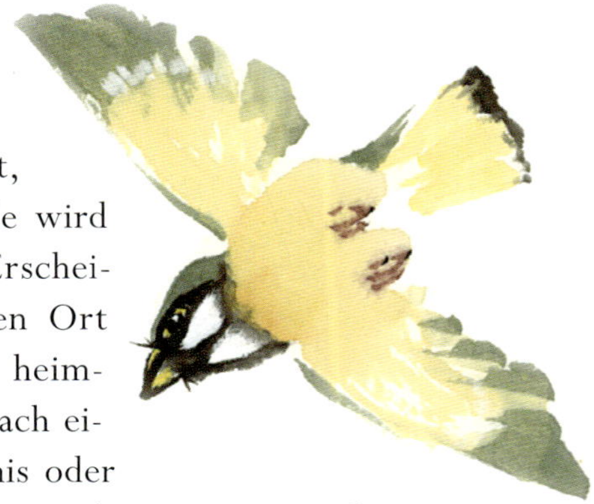

Die Seele (Hun) ist das Yang-Element des Ichs und an den Körper gebunden, solange wir auf der materiellen Ebene leben. Sie steuert die Kreativität, Entscheidungen, die Intuition und das logische Denken. Die körperliche Vitalität (Po) ist das Yin-Element des Ichs. Ihr verdanken wir Motive, Triebe, körperliches Wohlbefinden und die fünf Sinne. Hun und Po regieren also die körperliche und seelische Gesundheit in der materiellen Welt. Hun wohnt im Blut und drückt sich durch die Augen aus. Po entspringt der Lebensessenz (Jing) und manifestiert sich als körperliche Vitalität und Energie sowie als Motivation und Antrieb. Wenn Sie an Blutarmut leiden, treten daher auch andere Symptome auf, etwa Müdigkeit, Konzentrationsmangel, Vergesslichkeit und Zaudern. Von einer Krankheit ist auch Po betroffen, und die Folgen sind geringe Vitalität, Schwäche und Lustlosigkeit.

Nach dem natürlichen Tod verlassen Hun und Po den Körper. Po sinkt in die Erde und löst sich auf. Hun gelangt auf die unterirdische Ebene, die man Hölle (Di Fu) oder höchstes Yin (Tai Yin) nennt. Mit der »ewigen Verdammnis« des Christentums hat das nichts zu tun. Es ist eine Übergangsphase zwischen Tod und Wiedergeburt. Stirbt ein Mensch durch einen Unfall, trennen sich Hun und Po nicht, und die Seele wird zu einer Erscheinung, die den Ort ihres Todes heimsucht. Erst nach einem Begräbnis oder nach einer Einäscherung mit Gebeten wird sie erlöst. Dann wird sie auf der unterirdischen Ebene zu einer verstorbenen Seele (You Hun), das heißt zu einem Geist (Gui). Ihre Erinnerungen und Erwartungen formen in dieser Dimension ihren Körper. Die meisten Geister ersetzen ihren einstigen alten, kranken Körper durch einen jungen.

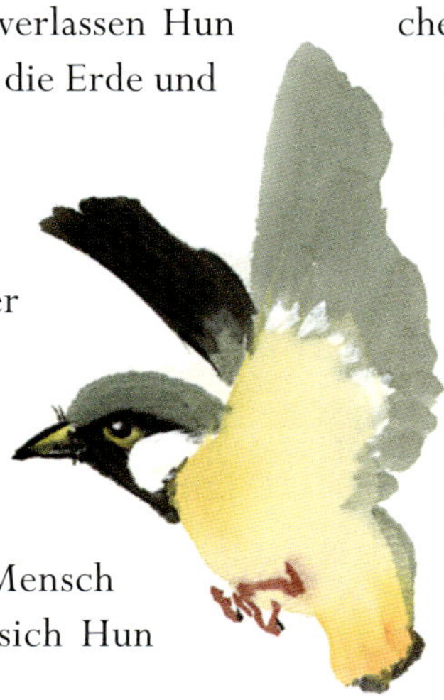

Auch die Umwelt kann die Seele nach ihren Wünschen, ihren Erinnerungen und ihren Bindungen ans materielle Leben formen. Die meisten Geister bevorzugen die Umgebung, an die sie auf der Erde gewöhnt waren. Manche schaffen sich die Umwelt, die sie auf der irdischen Ebene vermisst haben. Vielleicht machen sie ein Art Fegefeuer durch, um ihre Sünden zu sühnen. Wenn sie in ihren letzten Inkarnationen rechtschaffen und mitfühlend waren, dürfen sie Ruhe und ein schönes Leben genießen. Wer viel Gutes getan hat, wohnt vielleicht auf einer höheren Ebene der unterirdischen Welt.

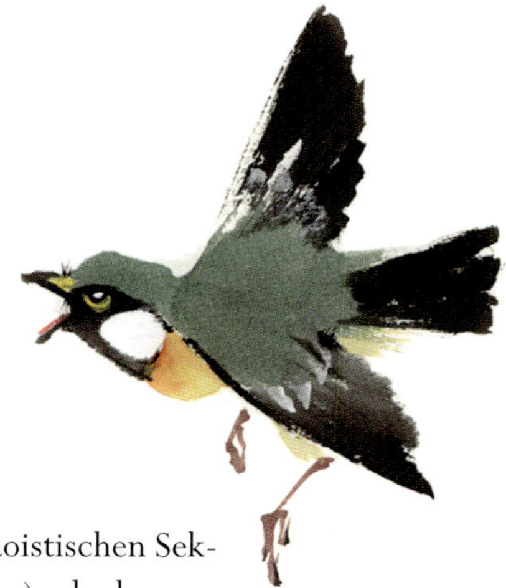

Manche taoistischen Sekten (Tao Jiao) glauben an neun höllische Ebenen, die jeweils in vier Domänen eingeteilt sind. Das ergibt insgesamt 36 Domänen. In Wahrheit sind alle diese Ereignisse und Orte innere Wirklichkeiten, geschaffen vom eigenen Bewusstsein und dessen Erinnerungen und emotionalen und materiellen Bindungen. Ein Fegefeuer spiegelt ein schlechtes Gewissen wider. Die emotionalen und materiellen Bindungen ziehen die Seele später in einen neuen Mutterschoß (Tou Tai). Wer sein Leben lang nach einem höheren Selbst strebt und meditiert, kann den schlafenden Geist (Shen) wecken und unsterblich (xian) werden.

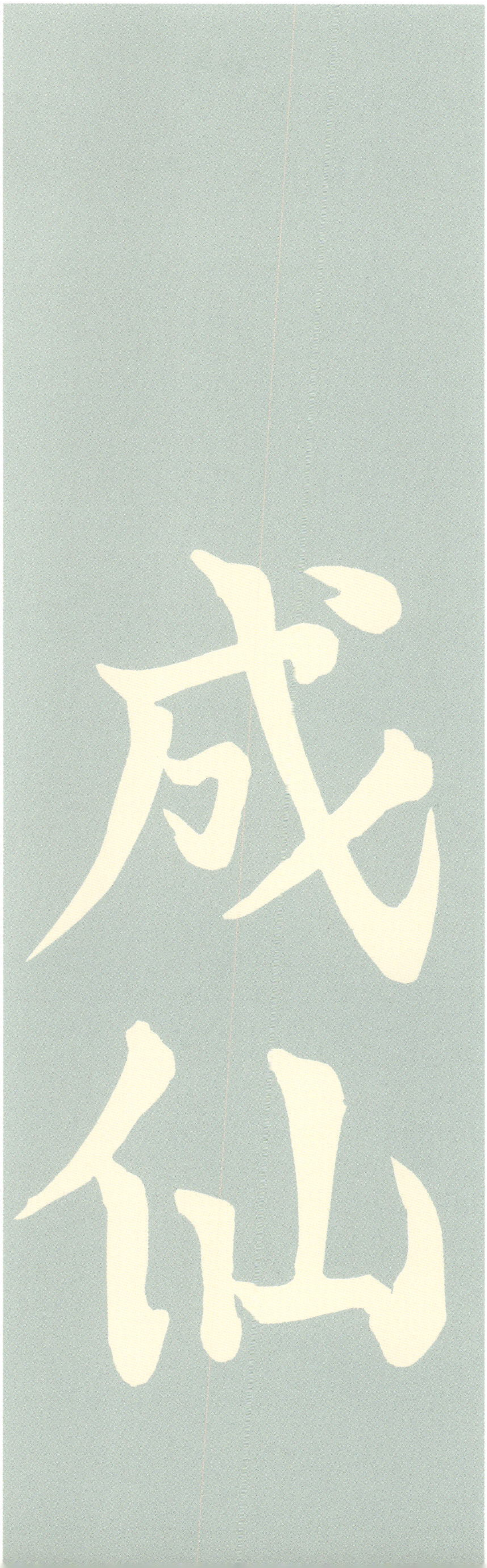

Phase drei: die Transformation des Geistes und die Rückkehr zur Leere

In diesem Stadium der Meditation wird die Arznei reif und größer. Die reife und große Arznei (Da Yao) steigt allmählich vom unteren zum oberen Dan Tien zwischen den Augenbrauen hinauf, um den Geist (Shen) zu ernähren.

Manchmal steigt sie zuerst zum mittleren Dan Tien hinauf. Der obere Dan Tien wird auch Tor des Geistes (Shen Mun) genannt, weil der Geist durch ihn Gefühle ausdrückt und bewusst handelt.

Die sechs großen geistigen Kommunikationen

In diesem erweiterten Bewusstseinszustand können auch die höheren Sinne plötzlich erwachen. Diese übersinnlichen Fähigkeiten sind die sechs großen geistigen Kommunikationen (Liu Da Shen Tong). Das Wort »Tong« bedeutet Kommunikation oder Kanal und spielt auf die besonderen Fähigkeiten des erleuchteten Geistes an. Wenn der Geist sich vom Körper trennt und in die Leere (Xu) zurückkehrt, wird seine Fähigkeit, wahrzunehmen, zu handeln und zu kommunizieren, nicht mehr von Zeit, Raum, Entfernungen, Orten, Materie oder Antimaterie eingeschränkt. Die übersinnlichen Kräfte nehmen weiter zu, wenn der erleuchtete Geist das erste Stadium der großen Vereinigung mit der Leere bewältigt hat, wenn der Unsterbliche und das Tao, die schöpferische Quelle, eins werden. Die sechs großen geistigen Kommunikationen sind:

- ***Das Himmelsauge (Tien Yan Tong)*** Hierzu gehört das Hellsehen, also die Fähigkeit zu sehen, was in der Ferne, in der Vergangenheit, in der Gegenwart und in der Zukunft liegt.
- ***Das Verständnis des Lebens (Su Ming Tong)*** Dies ist unter anderem die Fähigkeit, die Ursachen der Ereignisse zu erkennen und sich an frühere Inkarnationen zu erinnern.
- ***Die anderen Herzen (Tar Xin Tong)*** Hier geht es um Gedankenlesen, Telepathie und geschärfte Intuition.
- ***Wundersame Beine (Shen Zu Tong)*** Dies ist die Fähigkeit, zu den Sternen und durch Raum und Zeit zu reisen. Unsterbliche können auch in den Träumen der Menschen erscheinen und Botschaften übermitteln.

Der transformierte Geist,
das wahre Selbst (Shen),
kehrt in die Leere (Xu) zurück.

- ***Himmlische Ohren (Tien Er Tong)*** Mit ihnen kann der Geist auch in die Ferne hören.

- ***Schutz vor Energieverlusten (Leu Jeen Toon)*** Der Geist kann den Verlust von Energie verhindern und dadurch den Alterungsprozess des Körpers verlangsamen, so dass der Unsterbliche lange auf der irdischen Ebene leben kann.

Das spirituelle Erwachen

Das Erwachen dieser Kräfte ist nur eine Nebenwirkung des spirituellen Erwachens des Yang-Geistes. Sie dürfen nicht bewusst nach übersinnlichen Fähigkeiten trachten, weil Sie sonst in einen gefährlichen Egoismus verfallen. Der Wunsch, die neuen Kräfte auszuprobieren, verhindert spirituelle Fortschritte. Wenn Sie nur meditieren, um mediale Fähigkeiten zu erwerben, sind Sie auf dem falschen Weg. Taoisten streben niemals bewusst nach Macht und egoistischen Zielen. Wer das tut, weckt das niedere Selbst, den Yin-Geist (Yin Shen), die nicht-erleuchtete Seele (Hun). Die Kräfte des Yin-Geistes haben mit Geistern und Dämonen zu tun. Das ist auch deshalb sehr gefährlich, weil die Trennlinie zwischen Spiritismus und Geisteskrankheit sehr schmal ist.

Wenn Sie sich allein auf die Entwicklung des Geistes konzentrieren, setzt die Seele sich höhere Ziele. Der Geist erwacht und wird transformiert, das Ich wird selbstlos. Sie lösen sich allmählich vom alten Selbst, von Stolz, emotionalen Bindungen und Vorurteilen, und befreien den Geist von den Fesseln des niederen Verlangens, der Ichsucht und des materiellen, emotionalen und körperlichen Anhaftens.

In Ihrem Bewusstsein erblühen nach und nach neue Einsichten, und der erwachte Geist reißt sich in einer goldenen Lichtexplosion los und wandert zum Kronenzentrum (Pai Hui). Seien Sie weder aufgeregt noch verängstigt, sondern folgen Sie dem Prinzip des absichtslosen Handelns (Wu Wei) als stiller Beobachter. Vielleicht schaut Ihr Geist von oben auf den Körper herab, mitten im goldenen Licht, und eine Flut von Wissen und Weisheit offenbart sich Ihnen. Anfangs haben Sie womöglich das Gefühl, dem Körper fern zu sein. Wenn Sie Fortschritte machen, nimmt der Geist plötzlich die allumfassende große Leere wahr, in der die Schöpfung beginnt und endet. Mitten in der tiefen, reglosen Ruhe, Leere und Zeitlosigkeit spüren Sie die Frische, Erkenntnis, Reife und Verbundenheit der spirituellen Wiedergeburt. Es ist, als umarme ein Kind, das sich für eine Waise gehalten hat, zum ersten Mal seine Mutter. Dies ist der glückseligste aller Augenblicke.

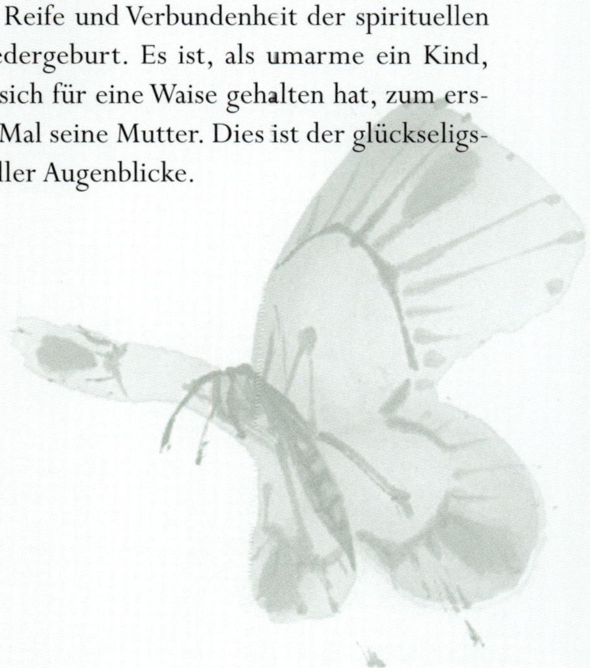

Phase vier: die Vereinigung der Leere mit dem Tao

Der befreite Geist (Shen) ist zur Leere zurückgekehrt. Die letzte Transformation steht kurz bevor – dann wird alles eins.

Kein irdisches Wort kann diese göttliche Erfahrung beschreiben, diese himmlische Vereinigung zwischen Mutter (Tao) und Kind (Leere). In diesem Moment der transzendenten Einheit integrieren und desintegrieren Zeit, Raum, physikalische und metaphysische Dimensionen zum Sein und Nichtsein. Wir nehmen die Wahrnehmung wahr. Die Schöpfung wird erschaffen. Der Anfang ist das Ende. Gut ist dasselbe wie böse, hell dasselbe wie dunkel, das Jetzt dasselbe wie die Ewigkeit. Es gibt nur noch ein einziges, göttliches Verstehen. Der Unsterbliche und das ewige Tao sind eins geworden.

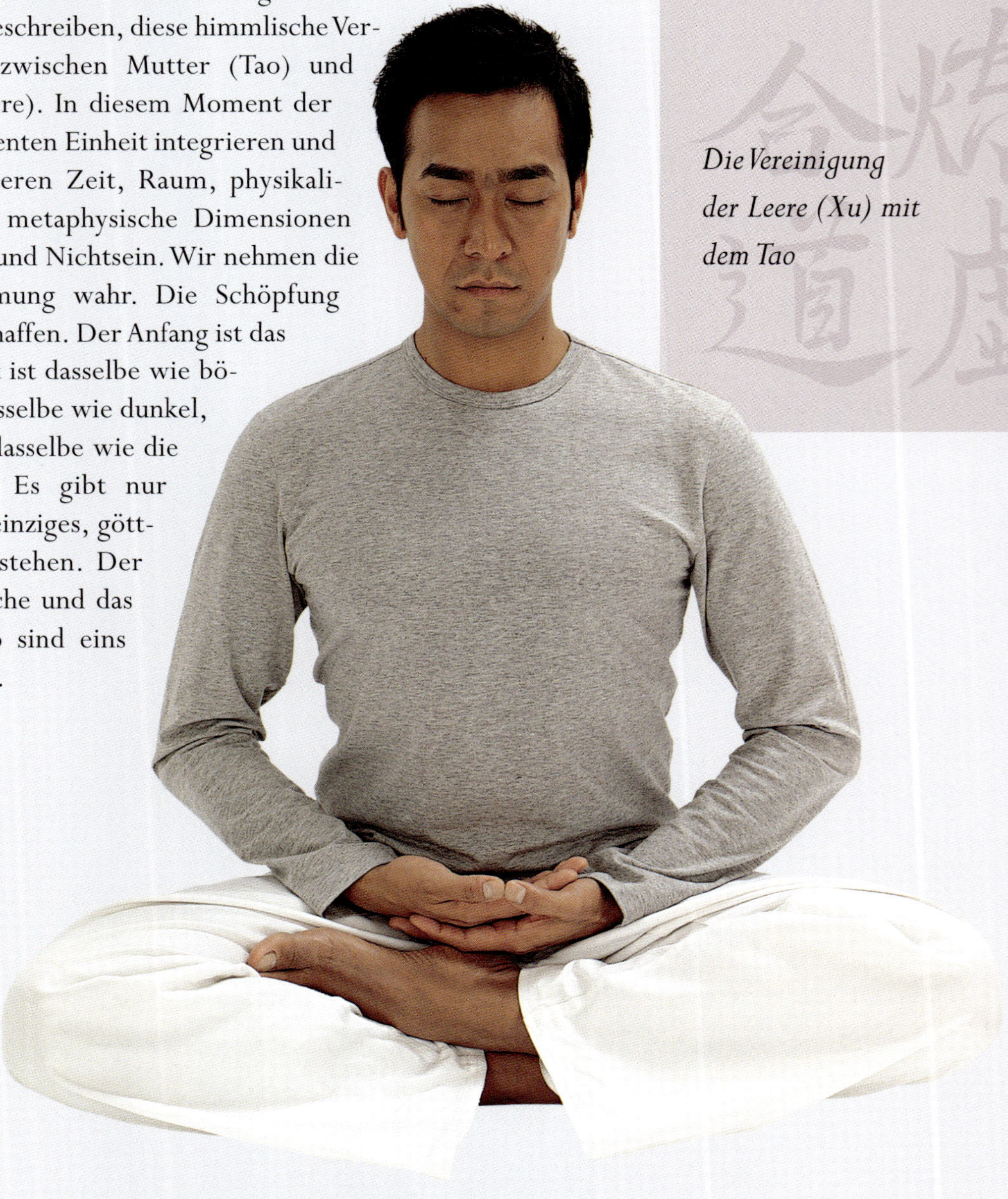

Die Vereinigung der Leere (Xu) mit dem Tao

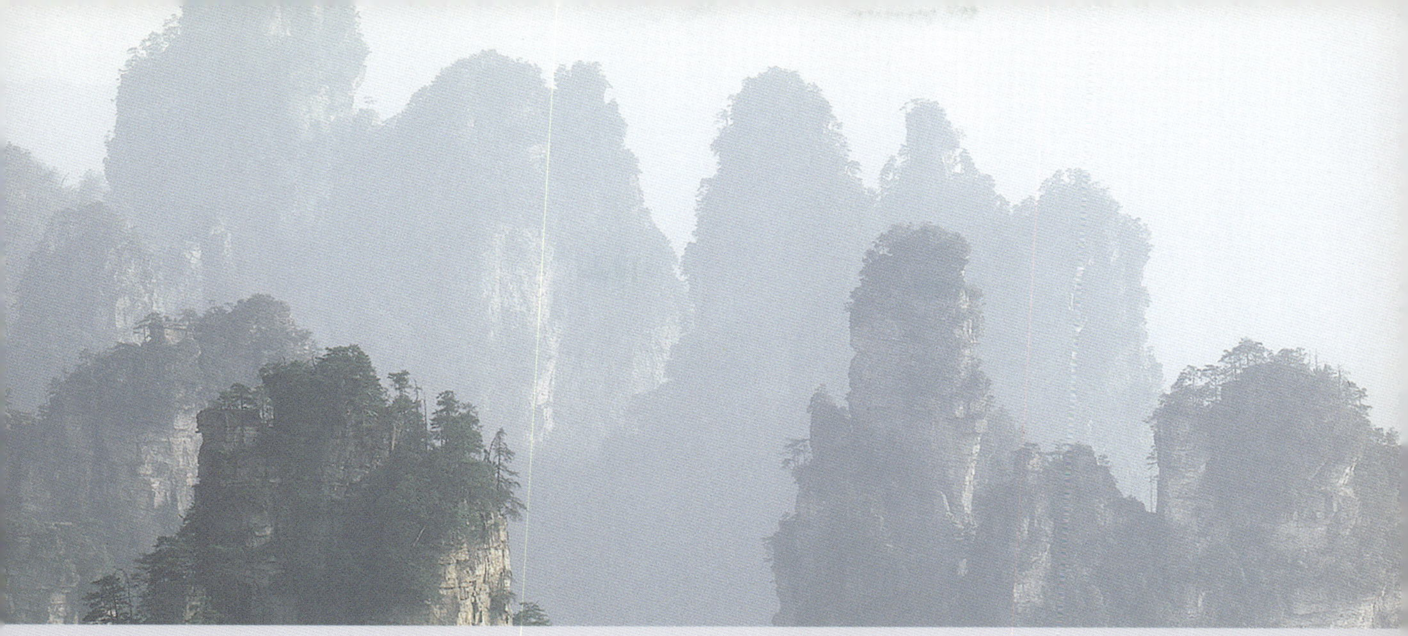

Das Nichts (der Zustand der Leere) ist der Ursprung des Kosmos,
die Wirklichkeit (Yau) ist die Mutter der Myriaden Wesen.
Wenn du in der Leere meditierst, kannst du das Rätsel beobachten,
und wenn du in ihrer Wirklichkeit meditierst, kannst du ihre Grenzen sehen.
Beide stammen aus derselben Quelle mit verschiedenen Namen,
aus derselben Quelle aller Mysterien, dem Tor zu allen Wundern.

Tao Te Jing

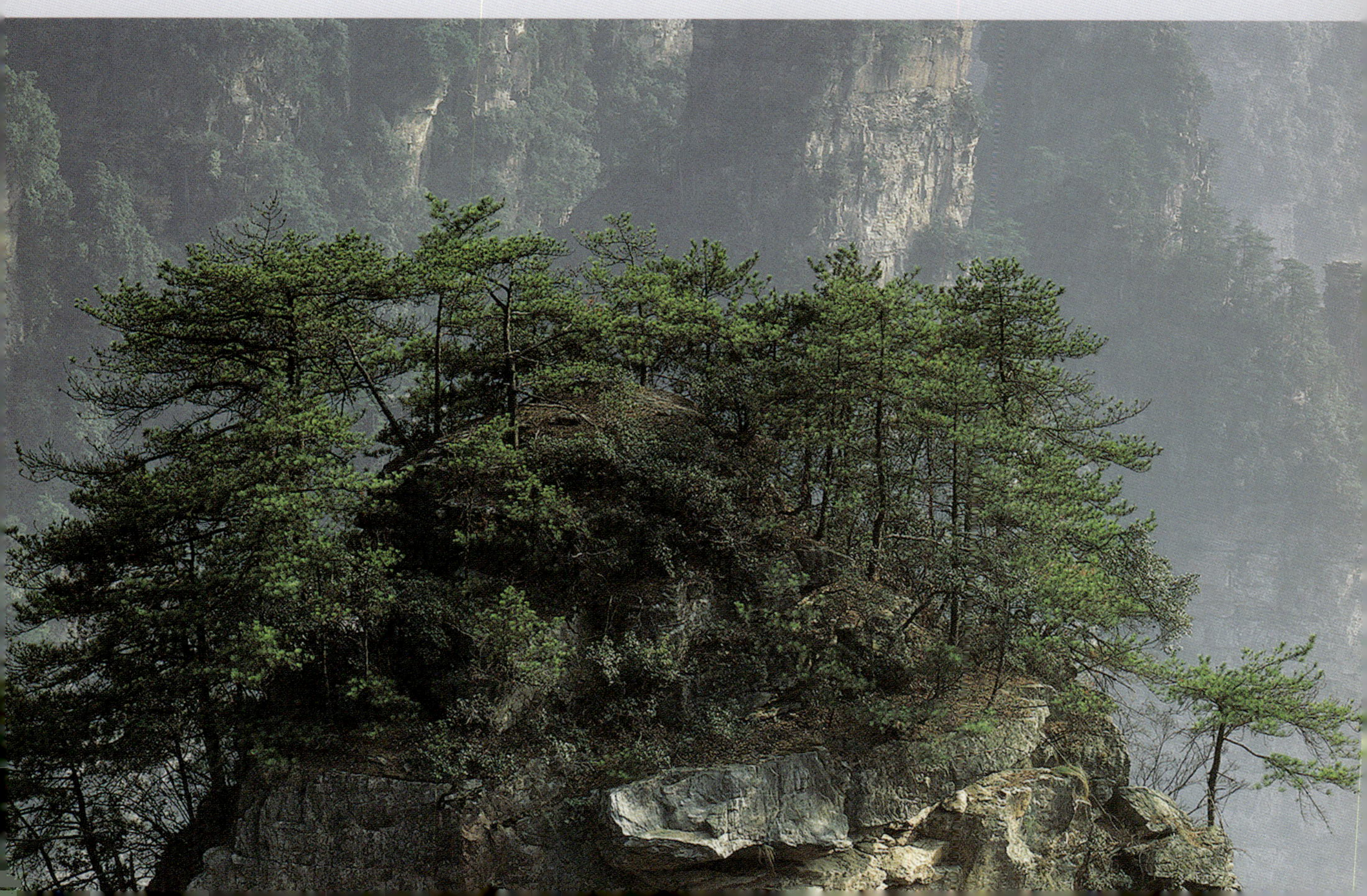

Häufige Fragen

Soll ich die alchemistische Meditation allein oder in einer Gruppe üben?

Eine Gruppe kann unbequem sein und Ihren Fortschritt hemmen, es sei denn, die anderen haben die gleiche Motivation und Hingabe wie Sie. Meditation ist eine spirituelle Suche, kein gesellschaftliches Ereignis. Deshalb ist es besser, in der Einsamkeit seines Heiligtums zu üben.

Ich habe in einem anderen Buch über den mikrokosmischen Zyklus (Xiao Zhou Tien) und Qi Gong gelesen, dass es mehr Qi-Zentren gibt, als Sie in diesem Buch erwähnen. Stimmt das?

Die Qi-Zentren, die ich in diesem Buch beschreibe, sind den klassischen Schriften zufolge allgemein anerkannt. Manche Schulen oder Lehrer stellen die Zentren etwas anders dar; aber die meisten nutzen ähnliche Zentren, vor allem die drei Tore und die drei Felder des Elixiers sowie das Kronenzentrum und den Dammpunkt.

In einem anderen Buch über den mikrokosmischen Zyklus wird das Nabelzentrum mit dem unteren Dan Tien gleichgesetzt. Warum?

Nach dem taoistischen Archiv und den klassischen medizinischen Texten liegt der untere Dan Tien (Kuan Yuen) 7,5 cm unter dem Nabelzentrum (Chi Chung). Der untere Dan Tien heißt auch Meer der Energie (Qi Hai), weil dort Ur-Energie gespeichert wird, die eng mit der Sexualität verbunden ist. Der Autor, der das Nabelzentrum als unteren Dan Tien bezeichnet, folgt offenbar der westlichen Idee des vorgeburtlichen Ursprungs, die auf der Vorstellung basiert, die Nabelschnur sei eine vorgeburtliche Verbindung mit der Gebärmutter. Die chinesische Physiologie unterscheidet sich von der westlichen; darum bleibe ich bei der klassischen medizinischen Lehre.

Seitdem ich den mikrokosmischen Zyklus übe, ist mein Sexualtrieb stärker geworden. Ist das normal?

Der mikrokosmische Zyklus ist ein Verjüngungsprozess, der die Potenz einschließt. Sie machen also Fortschritte. Erfüllen Sie das natürliche Verlangen Ihres Körpers; über- oder unterschätzen Sie es nicht. Das gilt für alle Körperfunktionen, einschließlich Sex und Fortpflanzung. Eine überforderte Maschine nutzt sich ab und arbeitet fehlerhaft, eine unterforderte rostet und fällt schließlich aus.

Was sollte ich sehen oder fühlen, wenn die innere Welt (Nei Jing) sich enthüllt?

Nei Jing bezieht sich auf die anderen sechs zusätzlichen Meridiane. Ähnliche Empfindungen wie jene, die Sie auf dem mikrokosmischen Weg haben – z. B. Wärme, ein Pulsieren, Schwingungen, eine rollende Perle oder Elektrizität –, können auch hier auftreten. Ziemlich oft kann der Meditierende die innere Welt weder sehen noch fühlen. Das ist unwichtig, denn die innere Welt entsteht nur als Nebenwirkung eines veränderten Bewusstseins, das unbeständig und illusorisch ist. Wenn Sie in diesen Phänomenen schwelgen, hemmen Sie Ihre Fortschritte. Denken Sie daran, nicht zu handeln (Wu Wei), dann bleibt nichts ungetan.

Ich übe den mikrokosmischen Zyklus seit einigen Monaten. Woher weiß ich, wann es Zeit ist, zur nächsten Phase der Meditation überzugehen?

Sie brauchen es nicht zu wissen, weil keine Zeit die »richtige« ist. Wenn Sie sich an Wu Wei halten, verschwimmen die Übergangsstadien der vier Phasen stark. Im richtigen Augenblick der Transformation geht die Meditation weiter. Sie brauchen es nur zuzulassen, sich zu entspannen und sich weiter auf den unteren Dan Tien zu konzentrieren. Die Natur kennt den richtigen Zeitpunkt, und das Qi fließt zu seiner Zeit und in seinem eigenen Tempo. Die Zeitspanne zwischen den vier Phasen ist bei jedem Menschen unterschiedlich. Manche üben monate- oder jahrelang, ehe sie einen Fortschritt bemerken. Andere brauchen dafür nur ein paar Tage.

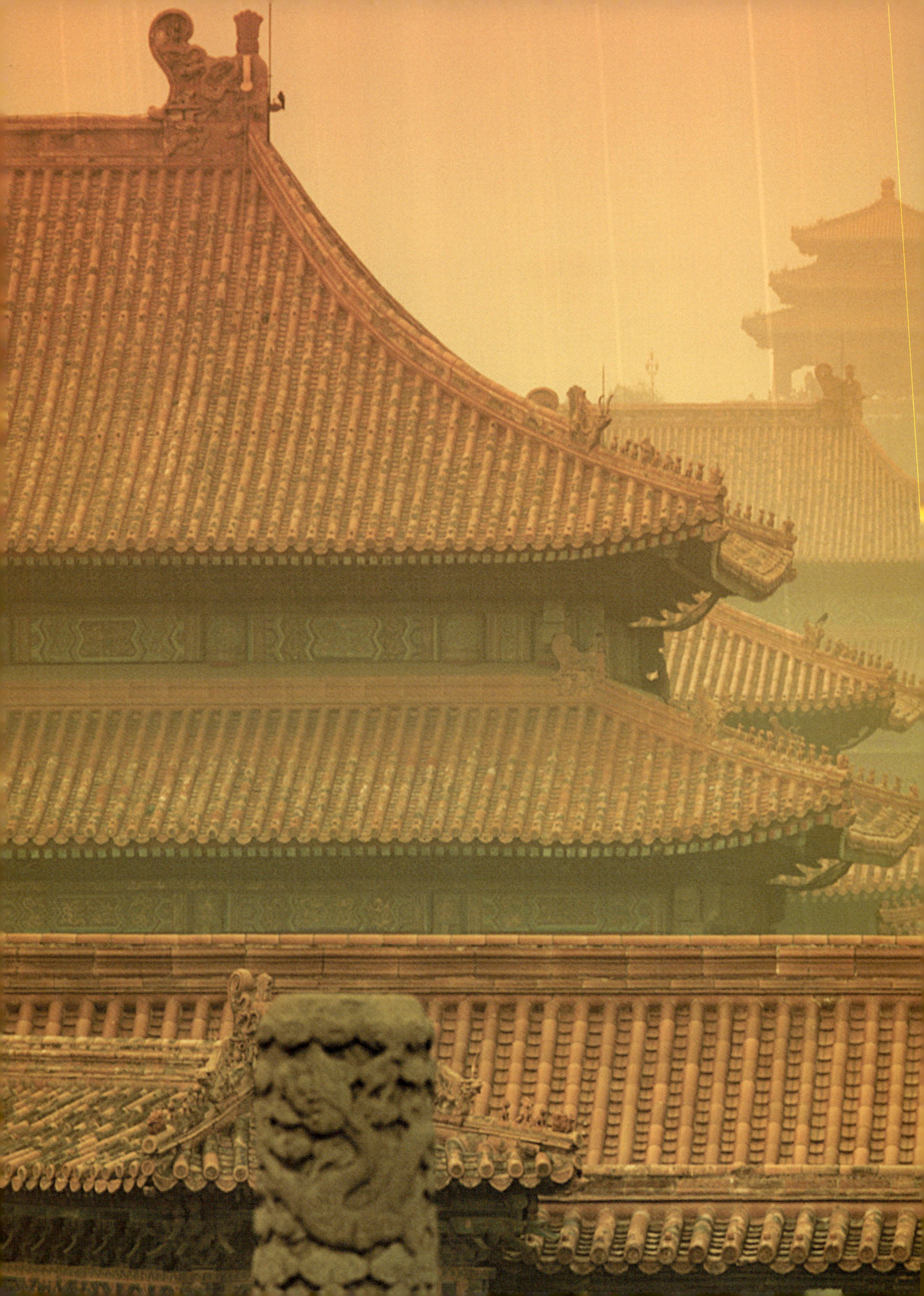

DAS LEBENDIGE TAO

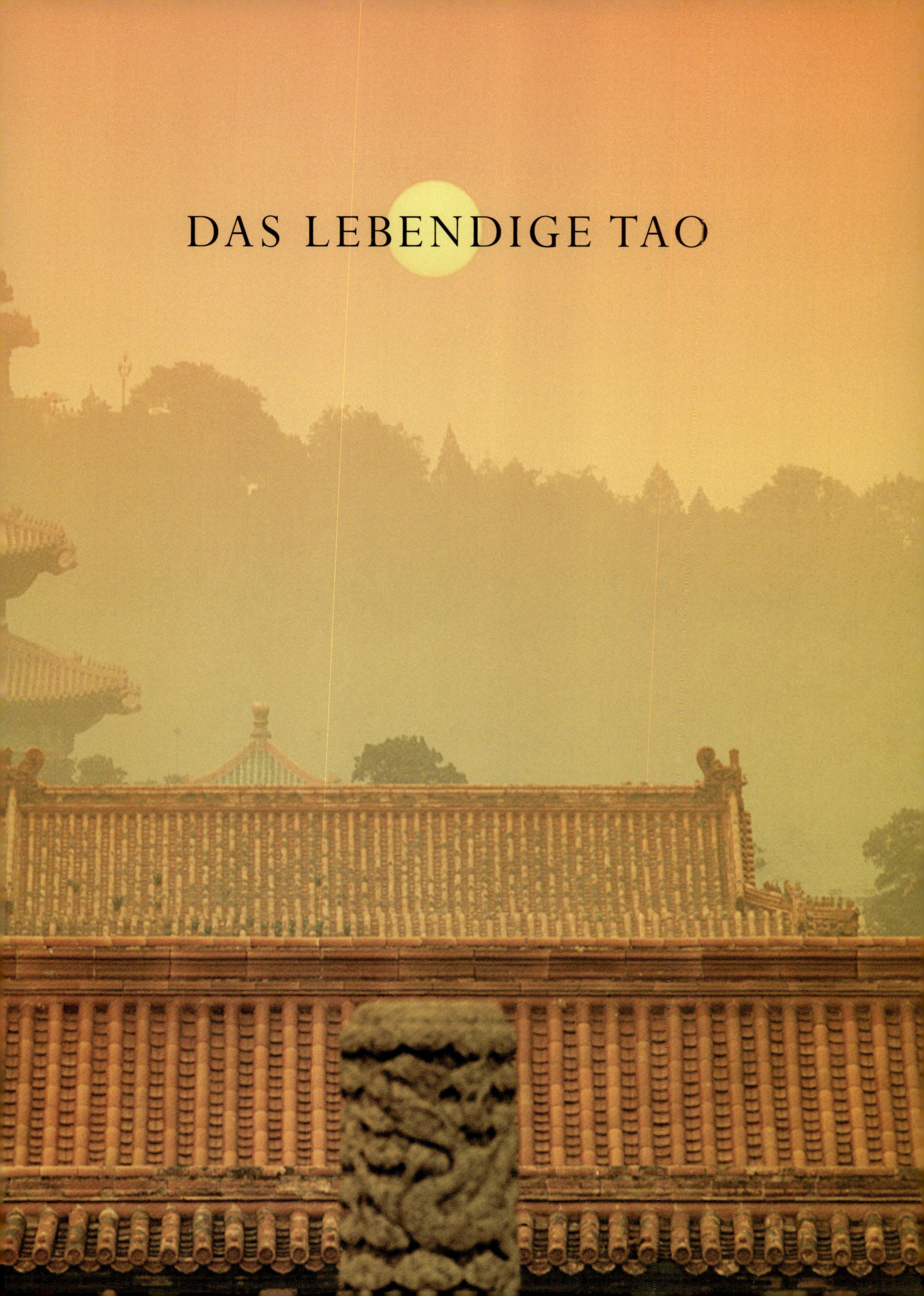

Die taoistische Lebensweise

Die alten Taoisten führten ein einfaches Leben als Einsiedler in einer herrlichen, natürlichen Umgebung zwischen Wäldern, Flüssen und Bergen. Sie legten Gärten an, hielten Tiere und ernteten Früchte, Gemüse, Heilkräuter, essbare Pilze, Nüsse und Kerne in der Natur.

Sie aßen wohl hauptsächlich Gemüse und Pilze, ergänzt durch Eier, Milchprodukte und Fisch aus dem Fluss. Die Schriften von Chuang Tzu und seinen Zeitgenossen lassen vermuten, dass eine rein pflanzliche Kost besonderen Riten vorbehalten war. Der spätere taoistische Vegetarismus könnte vom Buddhismus übernommen worden sein. Es gibt auch Hinweise darauf, dass manche Taoisten kein Wurzel- und Knollengemüse wie Kartoffeln und Yams aßen, weil sie irrtümlich glaubten, Aufstoßen und Blähungen könnten das Qi erschöpfen.

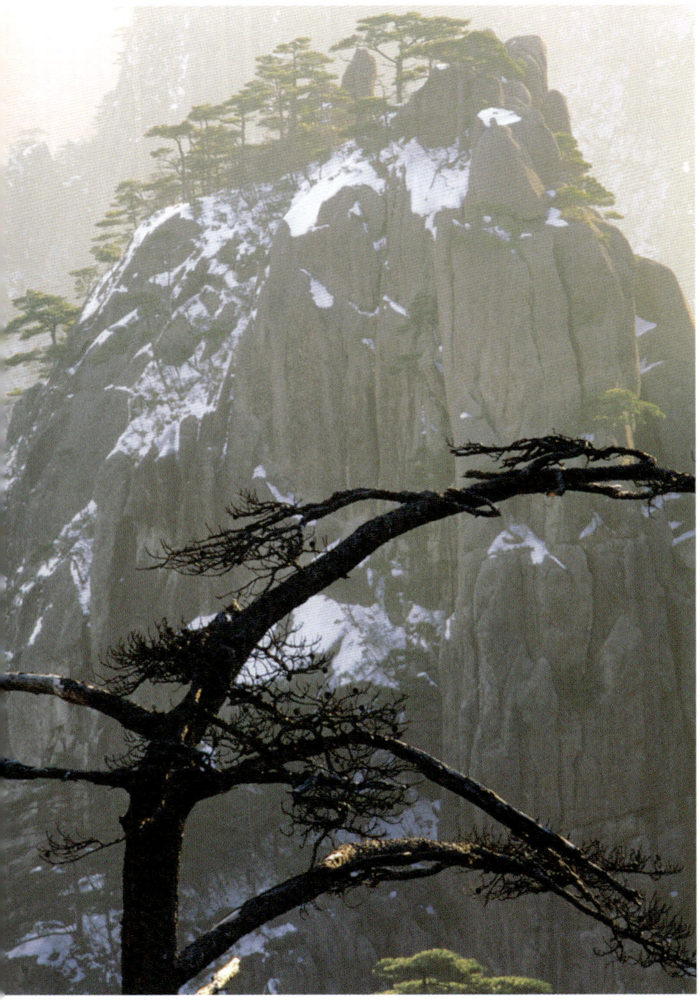

Fasten war ebenfalls oft Teil der alchemistischen Praktiken, um die innere Energie (Qi) zu reinigen und das höhere Bewusstsein zu erlangen. Wenn die Taoisten nicht fasteten, aßen sie leichte Kost. Da sie täglich arbeiteten, blieb ihr Körper stark. Auf ihrer Suche nach Kräutern stiegen sie oft auf Berge und machten lange Wanderungen in den Wäldern. Dadurch stärkten sie ihre Muskeln, Sehnen und Knochen. In den Bergen war die Luft sauber und hielt die Lungen gesund, und die selbst angebauten Feldfrüchte waren sehr nahrhaft. Dieses sorglose, natürliche Leben ohne Konkurrenzkampf begünstigte also ihre Gesundheit und Langlebigkeit.

So können wir in unserer modernen Gesellschaft nicht mehr leben. Politische, soziale und ökologische Probleme machen unser Leben kompliziert. Wir müssen Gesetze und Regeln befolgen und dürfen nur auf einem Grundstück bauen das uns gehört, sofern wir die Bauvorschriften einhalten. Ackerbau und Fischfang sind ebenfalls gesetzlich geregelt. Die Luft ist nicht mehr sauber, die Flüsse sind

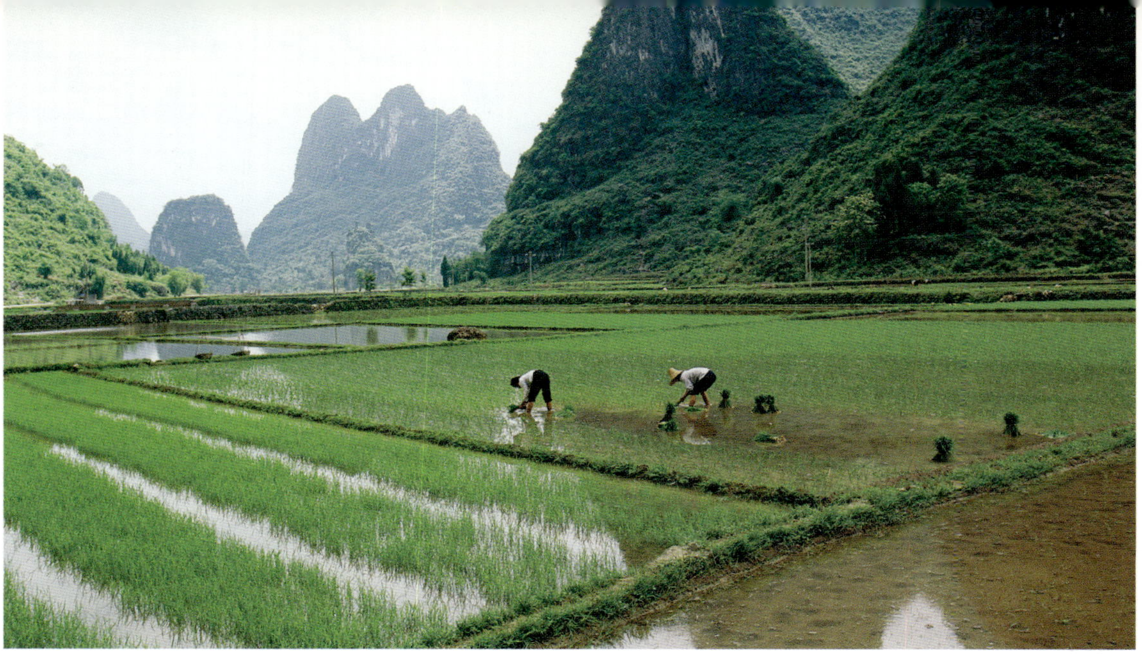

mit Industriemüll, Abwasser und Chemikalien verschmutzt. Unsere Nahrungsmittel werden chemisch, mechanisch und genetisch verändert. Wir essen hauptsächlich verarbeitete Produkte, die schädliche Zusatzstoffe, Insektizide, Herbizide und Düngemittel enthalten. Wir leiden unter Lärm, Stress und Konkurrenzdruck und kennen unsere Nachbarn nicht mehr. Alles ist überfüllt. Selbst wenn die Umstände es Ihnen erlauben, wie die alten Taoisten zu leben, können Sie deren saubere, natürliche Umwelt nicht wieder herstellen.

Das Tao verändert sich unaufhörlich, und ein moderner Taoist muss sich dem Wandel anpassen. Achten Sie auf Ihre Gesundheit, gute Hygiene und richtige Ernährung. Seien Sie vorsichtig mit Medikamenten. Beschäftigen Sie sich mit globalen Problemen, etwa mit den Methoden der modernen Landwirtschaft, mit Umwelt- und Tierschutz und mit dem Welthandel. Wer Mutter Erde hilft, der hilft sich selbst. Alles, was wir ihr nehmen, müssen wir ihr in irgendeiner Form zurückgeben; nur so sind dauerhafte Gewinne möglich. Gesellschaft, Umwelt und Politik beeinflussen unsere Gesundheit; darum müssen wir uns um die Ungerechtigkeit auf der Welt kümmern. Verbraucher sollten Bioprodukte bevorzugen, Wissenschaftler gemäß dem Prinzip Wu Wei mit der Natur arbeiten, anstatt sie zu erobern. Geschäftsleute können den fairen Handel in den Entwicklungsländern unterstützen. Politiker müssen sich um Gesundheit, Bildung, Umwelt und Armut auf der ganzen Welt kümmern. Wenn wir verantwortungsbewusst und fair miteinander umgehen, werden wir in einer friedlicheren, stabileren Welt gesünder und wohlhabender. Die Welt ändert sich so schnell, dass ein moderner Taoist nicht mehr als Einsiedler leben kann, der nichts zum Ganzen beiträgt.

Essen und trinken

Die Weltgesundheitsorganisation bezeichnet Übergewicht als »weltweite Epidemie«. Sie schätzt, dass 250 Millionen Menschen auf dieser Welt übergewichtig sind.

In den USA gelten mehr als ein Drittel der Erwachsenen als übergewichtig, und bei manchen ethnischen Gruppen sind es mehr als die Hälfte. In Großbritannien hat die Zahl der Übergewichtigen sich seit 1980 fast verdreifacht. Übergewicht kann Herzkrankheiten, Diabetes, Brustkrebs und Dickdarmkrebs verursachen.

Wenn Sie länger leben wollen, müssen Sie essen, um zu leben, nicht umgekehrt. Selbstverständlich sollen Sie Ihr Essen genießen; aber Sie dürfen nicht esssüchtig werden. Hören Sie auf Ihren Körper, essen Sie nur, wenn Sie hungrig sind, nicht wenn Sie Appetit haben. Die Hersteller unserer Lebensmittel mischen helle Farbstoffe, Zucker, Salz und Aromen in ihre Produkte, um die Augen, die Nase und die Geschmacksknospen zu reizen, so dass wir mehr kaufen. Sie verwenden schädliche Substanzen wie Konservierungsstoffe und Antioxidantien, um die Haltbarkeit zu verbessern, und sie überhäufen uns mit Werbung, bis wir fürchten, hinter dem Mond zu leben, wenn wir keine bestimmte Limonade trinken oder kein bestimmtes Fastfood essen. Solche Chemikalien können der Leber schaden und Allergien, Kopfschmerzen, Depressionen, Aggression, Hyperaktivität, Verhaltensstörungen, Zahnverfall, Herzkrankheiten und Krebs auslösen.

Wenn Sie ein langes, gesundes Leben führen wollen, müssen Sie frische, natürliche Lebensmittel essen und Fastfood, Fabrikzucker, Fabrikmehl, Fertiggerichte, künstliche Nahrungsmittel und Produkte mit künstlichen Zusatzstoffen meiden. Wenn Sie als Verbraucher im Supermarkt Bioprodukte verlangen, können Sie die Einstellung der Erzeuger und Verarbeiter ändern. Glauben Sie nicht, dass alles Essbare im Supermarkt harmlos ist!

Zusatzstoffe

- Die meisten künstlichen Farbstoffe werden aus Kohlenteer hergestellt, zum Beispiel Tartrazin (E 102), Gelborange (E 110), und Braun FK (E 154), die Allergien, Asthma, Hyperaktivität, Verhaltensstörungen und Krebs auslösen können.

- Nitrite und Nitrate, z. B. Kaliumnitrit (E 249) und Kaliumnitrat (E 252), verhindern Botulismus und verbessern den Geschmack und die Farbe von Schinken, Würsten und andern Fleischprodukten. Beide Substanzen können Übelkeit, Erbrechen, Benommenheit, Kopfschmerzen und niederen Blutdruck auslösen. Wenn Nitrite sich mit Aminen (natürlichen Körperchemikalien) mischen, werden sie zu stark Krebs erregenden Nitrosaminen.

- Margarine und andere gehärtete Fette enthalten Transfettsäuren, die den LDL-Spiegel im Körper steigern (LDL steht für *low density lipoprotein:* Lipoprotein mit geringer Dichte, ein gefährliches Cholesterin) und zugleich das HDL (*high density lipoprotein:* Lipoprotein mit hoher Dichte, ein wertvol-

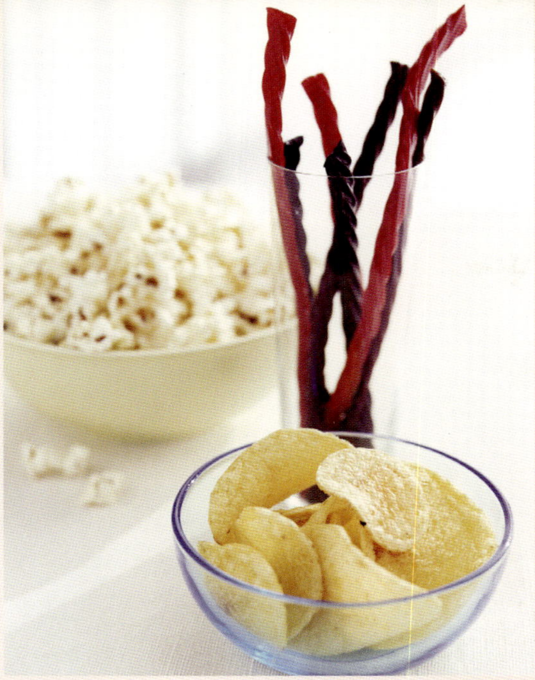

les Cholesterin) verringern und so das natürliche Cholesteringleichgewicht stören. Transfettsäuren sind auch in Pizzateig, Keksen und Kuchen enthalten.

- Fabrikzucker ist ein Stoffwechselgift, das süchtig macht. Er gelangt sehr schnell ins Blut, so dass die Bauchspeicheldrüse viel Insulin ausschütten muss, um den Blutzuckerspiegel zu senken. Wenn der Blutzuckergehalt des Blutes stark schwankt, sind Symptome wie Heißhunger, Erschöpfung, Depressionen, Reizbarkeit, Angst und Kopfschmerzen die Folge. Ein zu hoher Zuckerkonsum macht uns mit der Zeit anfällig für Diabetes und Übergewicht.

- Kalorienfreie Zuckeraustauschstoffe sind ungesund. Künstliche Süßstoffe wie Aspartam (E 951), Acesulfam K (E 950) und Saccharin (E 954) erhöhen möglicherweise das Krebsrisiko.

- Schwefeldioxid (E 220) und Natriumsulfit (E 221) sind in Speisen und Getränken als Konservierungsmittel und Antioxidantien enthalten. Fachleute sind sich weitgehend darüber einig, dass Sulfite Allergien und Asthma auslösen können.

- Mononatriumglutamat, ein Geschmacksverstärker, kann Allergien, Herzklopfen, Muskelverspannungen, Kopfschmerzen, Benommenheit, Brustschmerzen, Depressionen, Stimmungsschwankungen und Migräne hervorrufen. Man findet diese Chemikalie in Chips, Soßen, Schweinepasteten, Suppen und Nudeln. In chinesischen Restaurants wird sie häufig verwendet.

- Konservierungsmittel wie BHA (E 320), BHT (E 321) und EDTA (E 385) sind oft in Marinade, pikanten Reisgerichten, Pflanzenöl, Chips, Kartoffelbrei, Frühstücksflocken, Kaugummi und granuliertem Bratensaft enthalten. Sie können Allergien und Hyperaktivität auslösen.

- Künstliche Aromastoffe in Speisen und Getränken sind meist Chemikalien, die den Geschmack und Geruch natürlicher Nahrungsmittel imitieren. Auch sie können Allergien, Asthma, Hyperaktivität und Verhaltensstörungen hervorrufen.

- Viele Hersteller verwenden zu viel Salz, um unsere Geschmacksknospen zu reizen. Der Körper braucht etwa 2500 mg Natrium am Tag. Ein Teelöffel Salz enthält rund 2400 mg Natrium. Das heißt aber nicht, dass wir täglich einen Teelöffel Salz brauchen; denn Natrium ist auch im Essen enthalten. Zu viel Salz kann Stress, Ödeme, Bluthochdruck und Herzkrankheiten auslösen.

Gesättigte Fette

Der Körper braucht Cholesterin, um Zellwände aufzubauen und Hormone zu bilden. Zu viel Cholesterin ist jedoch gefährlich. Ein hoher Cholesterinspiegel macht die Blutgefäße brüchig, verstopft die Arterien und verursacht Herz- und Schlaganfälle. Gesättigtes Fett ist in Fleisch, Butter, Margarine, Schmalz, Milchprodukten, Keksen, Kuchen und Schokolade enthalten.

Gebratene Speisen

Im Frühling 2002 entdeckten schwedische Forscher Acrylamid, eine Krebs erregende Substanz, und machten damit Schlagzeilen. Mehrere europäische Länder bestätigten die Befunde. Acrylamid entsteht, wenn Speisen gebraten oder gebacken werden. Je länger und stärker man sie erhitzt, desto mehr Acrylamid bildet sich. Diese Substanz ruft bei Versuchstieren Krebs hervor, was darauf hindeutet, dass auch Menschen gefährdet sind. Gebratene Speisen sind für die Gesundheit doppelt gefährlich. Stark fetthaltige Produkte sollten Sie ohnehin meiden, und jetzt haben Sie einen zusätzlichen Grund, auf fettige Kartoffelchips und andere »Leckereien« zu verzichten.

Verarbeitete Nahrungsmittel

Getreide wird heute bei großer Hitze gemahlen. Dabei verliert es seine nährstoffreichen Keime und behält nur die wertlose Stärke, das »feine Mehl«. Nudeln, Weißbrot und Getreideflocken enthalten wenig oder keine Ballaststoffe und Nährstoffe. Stärke reagiert wie Fabrikzucker: Sie liefert Kalorien, aber keine Nährstoffe, und bringt den Blutzucker- und

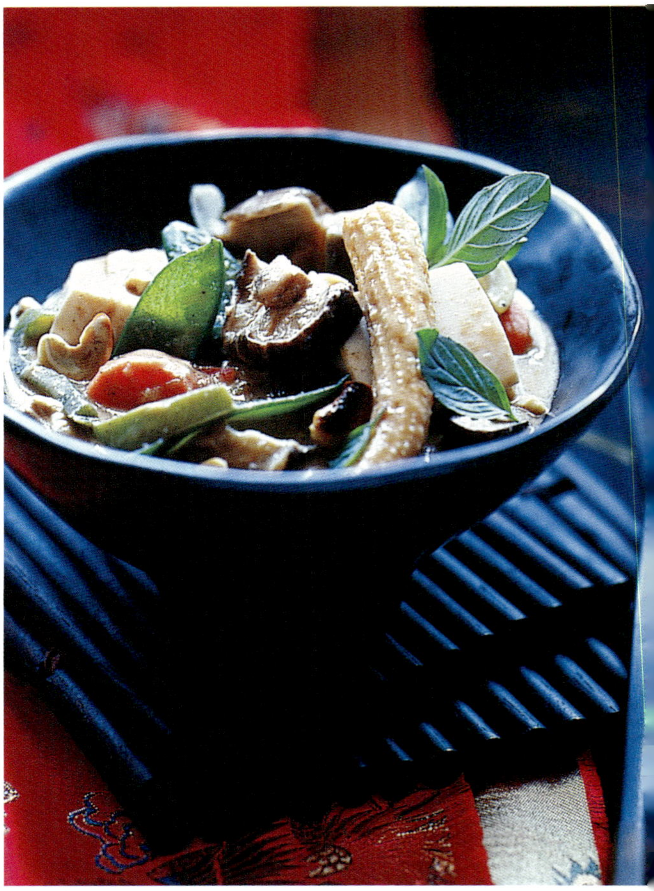

Insulinspiegel durcheinander. Stärkereiche Fabriknahrungsmittel erhöhen das Risiko für Herzkrankheiten und Diabetes.

Mit den Getreidekeimen geht das wichtige Vitamin E verloren. Die fehlenden Ballaststoffe in der weißen Stärke sind die Hauptursache für Verstopfung und Divertikulitis. Ballaststoffe machen den Stuhl voluminöser und weicher. Man schätzt, dass ein Drittel aller Nordamerikaner über 45 Jahren an Divertikulitis leiden. Einer von vierzehn Briten klagt irgendwann über Verstopfung, und einer von zehn hat sich damit abgefunden.

Pflanzliche Kost

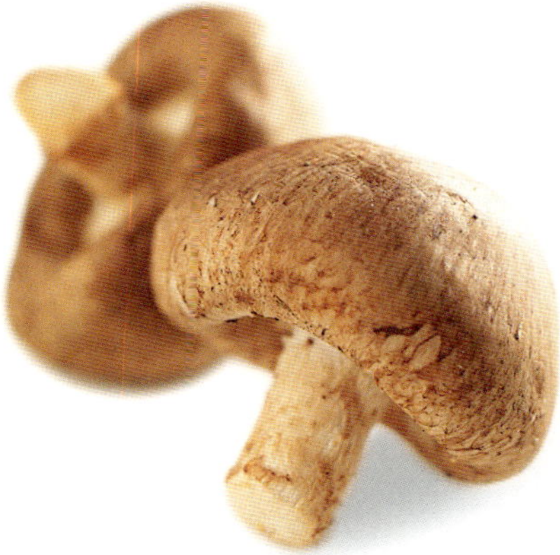

Die moderne Tierhaltung in Fabriken und Legebatterien sowie die erzwungene Fütterung mit Antibiotika und Hormonen sind nicht nur Tierquälerei, sondern schaden auch unserer Gesundheit. Das Fleisch dieser vergifteten, gestressten, körperlich verletzten und psychisch kranken Tiere ist für Menschen ein enormes Risiko. Wissenschaftliche Studien auf der ganzen Welt bestätigen, dass pflanzliche Kost gesünder ist als die übliche Mischkost:

- Sie senkt den Cholesterinspiegel und somit das Risiko, herzkrank zu werden.
- Sie senkt das Risiko, an Dickdarm-, Prostata- und Brustkrebs zu erkranken.
- Sie senkt das Risiko, an ernährungsbedingtem Diabetes und Bluthochdruck zu erkranken.
- Sie beugt Krankheiten vor, die mit Übergewicht zusammenhängen.
- Sie verhindert die Bildung von Nieren- und Gallensteinen weitgehend.
- Sie beugt der Osteoporose vor, weil sie keine Säuren bildet und die Ausscheidung von Kalzium im Urin verhindert.
- Sie schützt uns vor der Creutzfeldt-Jakob-Krankheit, vor Lebensmittelvergiftungen und vor anderen tödlichen Krankheiten.

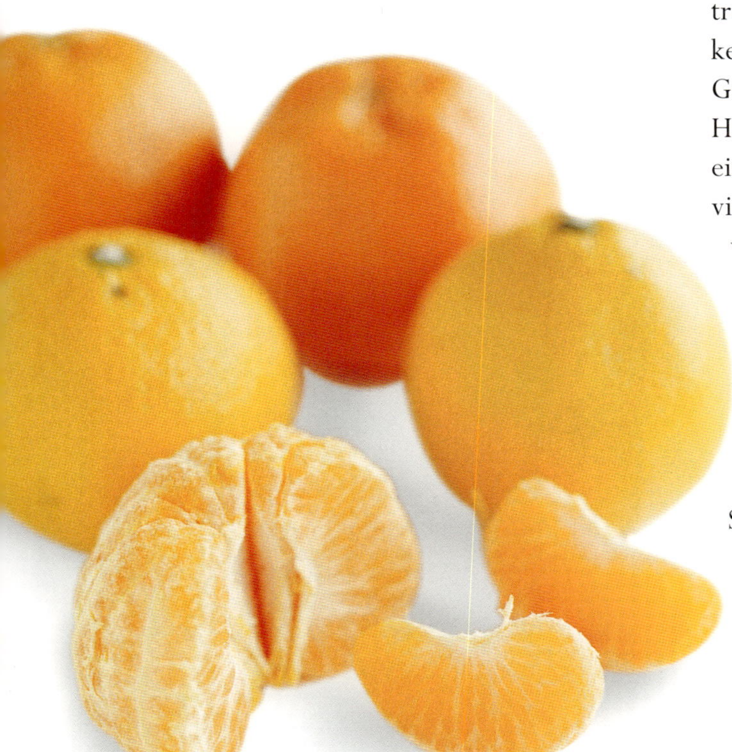

Eine ausgewogene pflanzliche Kost sollte Getreide, Erbsen, Bohnen, Pilze, Nüsse, Samenkerne, Obst, Algen und Gemüse enthalten. Grüne Blätter sind besonders wertvoll. Eier, Hüttenkäse und andere Milchprodukte sind eine gute Ergänzung. Essen Sie aber nicht zu viele Milchprodukte, denn sie sind schwer verdaulich und können Allergien, Asthma und Ekzeme auslösen. Bessere Eiweißquellen sind Pilze und Sojaprodukte. Soja enthält Flavonoide und Polyphenole, die Knochenschwund bremsen, hormonabhängige Tumore hemmen und in den Wechseljahren Hitzewallungen lindern. Sojamilch ist eine gute Alternative zu Kuhmilch, besonders für Veganer oder bei Laktoseintoleranz.

Fasten und Entschlacken

Viele Taoisten fasten und trinken dabei nur Kräutertee, um ihre Fortschritte beim Meditieren zu beschleunigen. Wenn Sie fasten, können Ihre Organe sich ausruhen und erholen. Das harmonisiert den Qi-Fluss im Körper. Wenn Sie nichts essen, muss der Körper seine Fettspeicher verbrauchen, um Energie und Wärme zu erzeugen. Dabei werden auch Gifte freigesetzt und mit dem Urin ausgeschieden.

Einfacher ist es, gelegentlich eine Mahlzeit auszulassen oder nur leichte Brühe oder Salat zu essen. Das passt besser zu unserer modernen Lebensweise. Sie können aber auch streng fasten, wenn Sie vorausplanen und die Kur auf Feiertage oder in den Urlaub verlegen. Fasten Sie aber nicht länger als drei Tage – außer während eines langen Urlaubs -, denn Sie brauchen Zeit, um zur Normalität zurückzukehren. Wenn Sie fasten, brauchen Sie zudem körperliche Ruhe. Nehmen Sie sich mehr Zeit für Meditation und Qi Gong. Sie dürfen beim Fasten reichlich chinesischen Kräutertee, Gemüsesaft und Weizengrassaft trinken, um den Körper zu entschlacken und den Qi-Fluss zu fördern (mehr über Kräuter und Ergänzungsmittel zur Blutreinigung und Entschlackung lesen Sie auf Seite 120-121).

Antioxidantien für ewige Jugend

Wenn ein Apfel braun oder Kochöl ranzig wird, ist eine chemische Reaktion schuld: die Oxidation. Ihre Ursache sind Chemikalien, die man freie Radikale nennt. Die meisten freien Radikale entstehen im Körper, wenn die Zellen Nährstoffe und Sauerstoff in Energie umwandeln, aber auch durch Zigarettenrauch, Luftschadstoffe und Strahlung. Sie setzen eine Kettenreaktion in den Zellen in Gang, die Eiweiß, Membranen und Gene beschädigt. Wenn freie Radikale sich so schnell bilden, dass der Körper sie nicht vollständig entschärfen kann, schädigen sie Zellen und Gewebe. Antioxidantien hemmen die Bildung von freien Radikalen und verhindern, dass sie Schäden verursachen.

- Vitamin C und Vitamin E verjüngen die endokrinen Drüsen – auch die Geschlechtsdrüsen –, so dass sie mehr Hormone ausschütten. Die besten Vitamin-C-Quellen sind rohes, frisches Obst und Gemüse. Gute Vitamin-E-Lieferanten sind Weizenkeime, Samenkerne, Nüsse, Oliven und grünes Blattgemüse.

- Betacarotin und Flavonoide sind ungiftiges Vitamin A, das auch in Möhren, Tomaten, dunklem Blattgemüse, roten Paprikaschoten, Süßkartoffeln, roten Beeren und Soja enthalten ist.

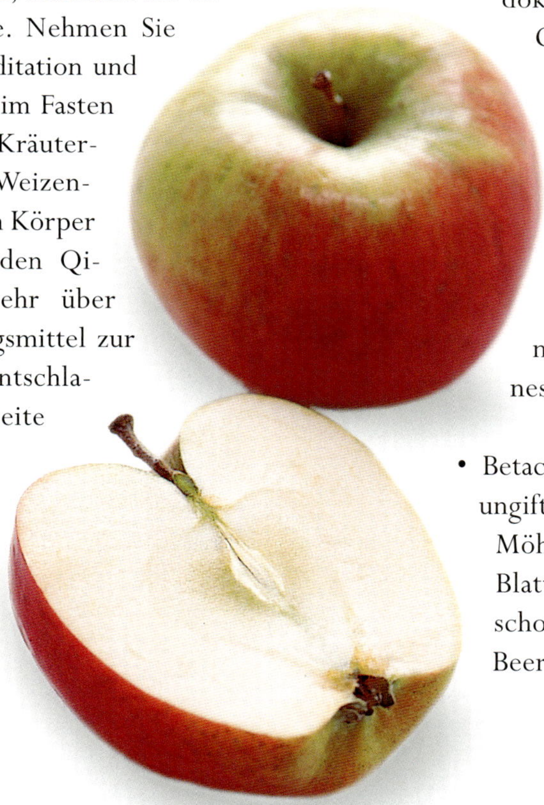

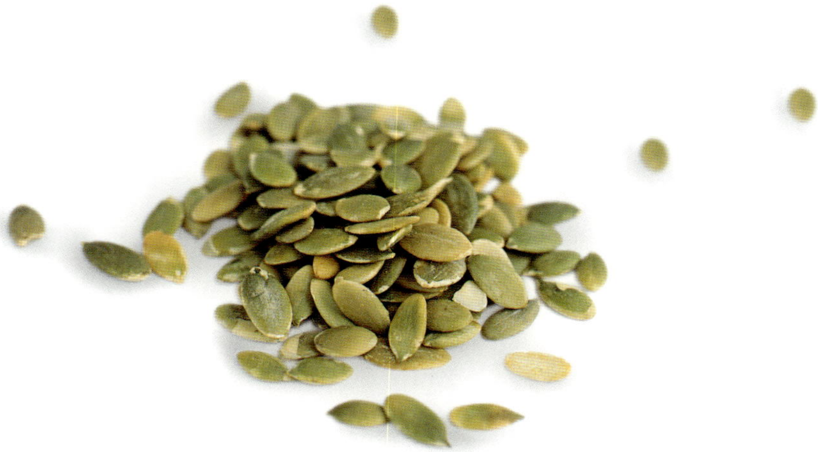

Vitamin A versorgt die Zellen mit Sauerstoff und macht die Kapillaren durchlässiger. Flavonoide glätten Falten und schützen die Augen vor Star und Makuladegeneration.

- Die Sprossen von Getreide, Samenkernen und Hülsenfrüchten enthalten antioxidative Enzyme, die freie Radikale unschädlich machen.

- Fetter Fisch (zum Beispiel Lachs), Nüsse, Bierhefe und Kelp sind reich an Selen, einem Spurenelement, das für gesunde Arterien und gute Durchblutung sorgt und Krebs hemmt.

Kochgeschirr und Garmethoden

Aluminium ist kein stabiles Metall, weil es bei Hitze mit Salz und anderen Zutaten reagiert und Gifte bildet. Die amerikanische Gesundheitsbehörde sieht einen Zusammenhang zwischen Aluminium und der Alzheimer-Krankheit, da man große Mengen dieses Metalls in den Gehirnen von Betroffenen gefunden hat. Benutzen Sie stattdessen Geschirr aus rostfreiem Stahl.

Langes Kochen kann die Nährstoffe und die elektromagnetische Wirkung eines Nahrungsmittels vernichten. Kurzes Anbraten bei raschem Umrühren und schnelles Dünsten sind bessere Methoden. Nüsse, Pilze, Obst und Gemüse sind roh am nahrhaftesten. Meiden Sie frittierte Speisen, und verwenden Sie nur frisches, kalt gepresstes Öl.

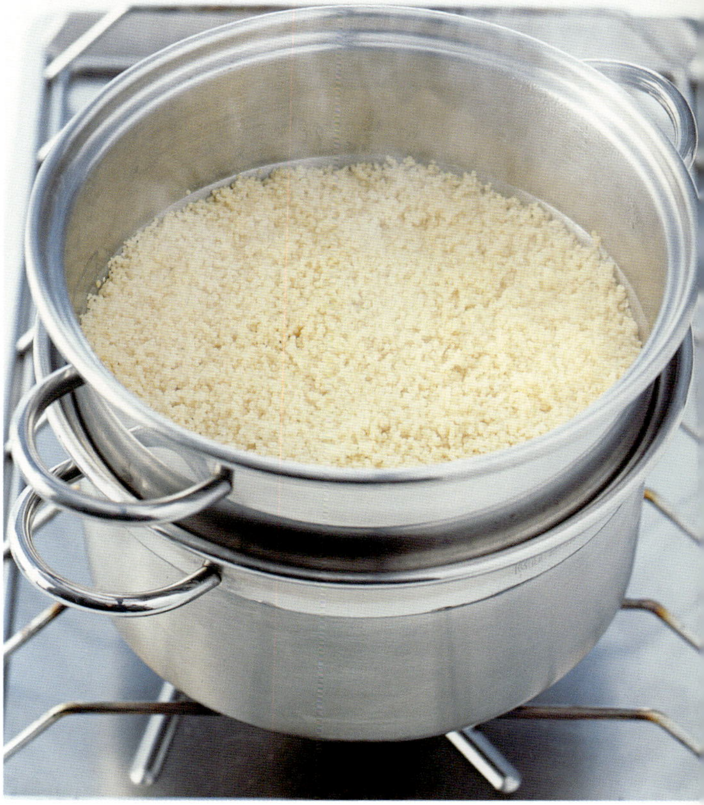

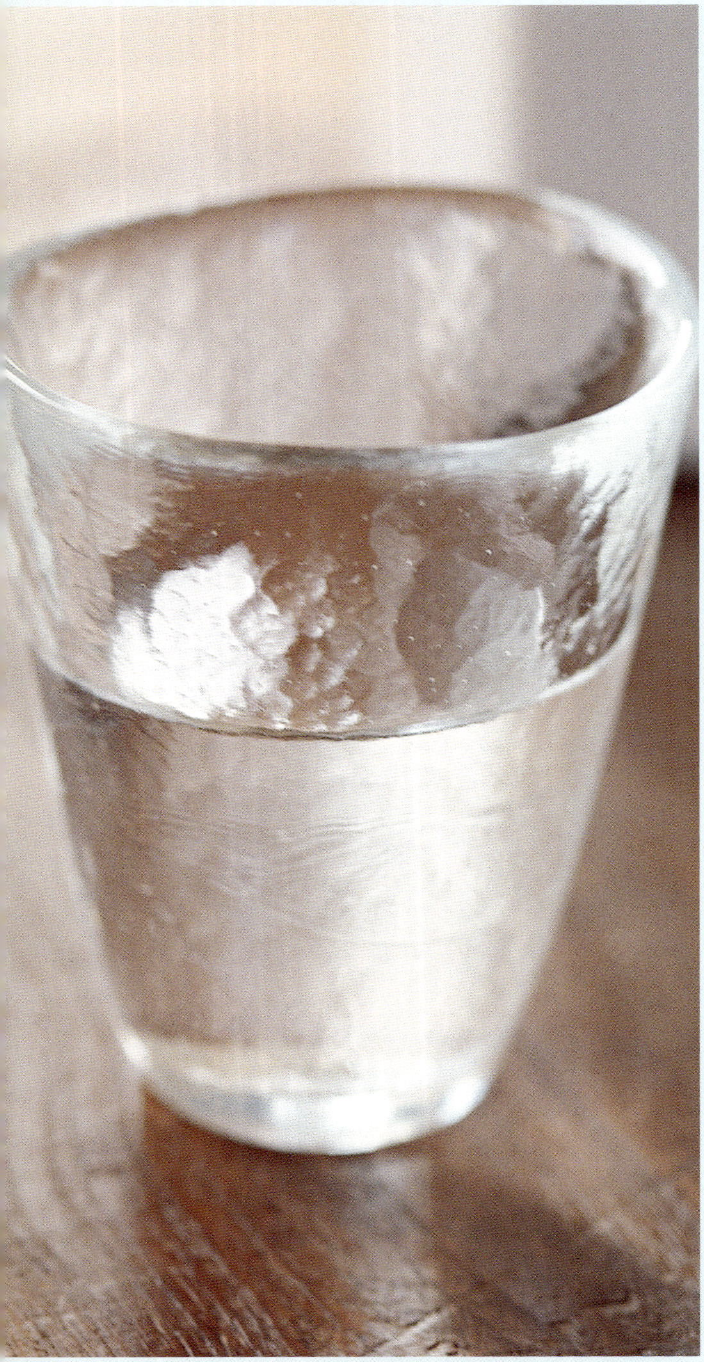

Meiden Sie ungefiltertes Wasser

Die Qualität unseres Trinkwassers wird zwar streng überwacht, aber sie ist dennoch örtlich verschieden. In manchen alten Häusern läuft das Wasser immer noch durch Bleirohre. Verunreinigungen mit Chemikalien, Pestiziden und Düngemitteln kommen auch vor, wenn ein Brunnen sich in der Nähe eines Chemiewerkes befindet oder seine Umgebung intensiv landwirtschaftlich genutzt wird. Chloriertes Wasser riecht und schmeckt nicht nur unangenehm, sondern fördert möglicherweise die Bildung Krebs erregender Verbindungen.

Die in einigen Ländern praktizierte Fluoridierung des Leitungswassers, die Zahnschäden bei Kindern vorbeugen soll, ist ebenfalls umstritten. Studien zeigen, dass Fluoride viele schwere Krankheiten auslösen können, darunter Knochenkrebs. Obwohl die Wasserwerke versichern, Leitungswasser sei unbedenklich, sollten wir die langfristigen Risiken nicht ignorieren. Trinken Sie, wenn möglich, nur gefiltertes Wasser. Die meisten Patronenfilter auf dem Markt entfernen 96-99 Prozent der Schadstoffe, bei Osmosegeräten sind es fast 100 Prozent. Kochen Sie aber das gefilterte Wasser vor dem Trinken, denn es ist chlorfrei und kann daher Bakterien und Pilze enthalten.

Süchte überwinden

Im liberalen Westen wird der Konsum bestimmter Drogen toleriert. Zigaretten, Alkohol und Marihuana sind die schlimmsten »sozialen Krankheiten«. Sie verleiten sehr viele Menschen zum Missbrauch härterer Drogen und zu kriminellen Handlungen. Lungenkrebs ist bei Männern die häufigste und bei Frauen die zweithäufigste Krebsart, und Rauchen ist seine Hauptursache. Rauchen kann außerdem zu Luftröhren-, Kehlkopf-, Blasen- und Nierenkrebs führen. Freie Radikale im Zigarettenrauch beschädigen Zellen, beschleunigen die Alterung und machen die Haut faltig. Obwohl die Tabakwerbung häufig Machotypen herausstellt, kann Rauchen zu Impotenz führen.

Alkohol gilt als weniger bedenklich. Das ist ein verbreiteter Irrtum. Zahlreiche Studien haben einen Zusammenhang zwischen Alkoholkonsum und Aggressivität nachgewiesen, vor allem bei Menschen mit antisozialen Persönlichkeitsstörungen. Alkoholmissbrauch schädigt die Leber, und die Folgen sind Narbenbildung, Zirrhose und Leberkrebs.

Marihuana oder Haschisch gelten oft als pflanzliche Beruhigungsmittel. Viele Konsumenten halten Marihuana für weniger schädlich als Tabak und Alkohol. Das ist eine Selbsttäuschung. Eine schwedische Studie belegt, dass Marihuana Schizophrenie auslösen kann. Wer es raucht, inhaliert polyzyklische aromatische Kohlenwasserstoffe und Kohlenmonoxid, die das Wachstum von Tumoren fördern.

Alle diese sozialen Laster untergraben die Willenskraft, so dass die Drogenkonsumenten von ihnen abhängig werden. Das passt natürlich nicht zur taoistischen Alchemie, die uns auffordert, Körper, Seele und Geist von den Einflüssen der äußeren Welt zu befreien. Wenn Sie lange und produktiv leben wollen, müssen Sie solche Süchte überwinden!

Bleiben Sie in Bewegung

Wir wissen heute, dass körperliches Training die Zirbeldrüse stimuliert, so dass sie das Hormon Betaendorphin ans Blut abgibt. Dieses natürliche Opiat ruft ein ähnliches Wohlgefühl hervor wie das Morphin. Man glaubt, dass Endorphine auch die Produktion des Wachstumshormons (HGH) stimulieren.

Das natürliche Hormon HGH steuert das Knochen- und Muskelwachstum, die Funktionen der Organe, Enzyme und Nerven sowie die Reparatur von Zellen und Geweben. Wenn wir altern, nimmt die HGH-Produktion allmählich ab. Die meisten Menschen bilden im Alter von 60 Jahren etwa 80 % weniger HGH als mit 20 Jahren. Da Training den HGH-Spiegel steigert, kann es den Alterungsprozess verlangsamen.

HGH fördert den Fettabbau, steigert die Muskelmasse und die Knochendichte, verjüngt die endokrinen Drüsen und die Haut, verbessert die Durchblutung, stärkt Herz und Gefäße und kommt auch der Sexualität, dem Gedächtnis und der Sinneswahrnehmung zugute. Körpertraining baut überflüssiges Adrenalin – die Folge der Kampf-oder-Flucht-Reaktion - am wirksamsten und schnellsten ab.

Aerobes Training

Beim aeroben Training wird der Körper längere Zeit ständig bewegt. Dabei steigt die Pulsfrequenz langsam an. Deshalb ist dieses Training wichtig, um Fettpolster abzubauen und Herz und Kreislauf zu stärken. Aerobe Sportarten sind unter anderem:

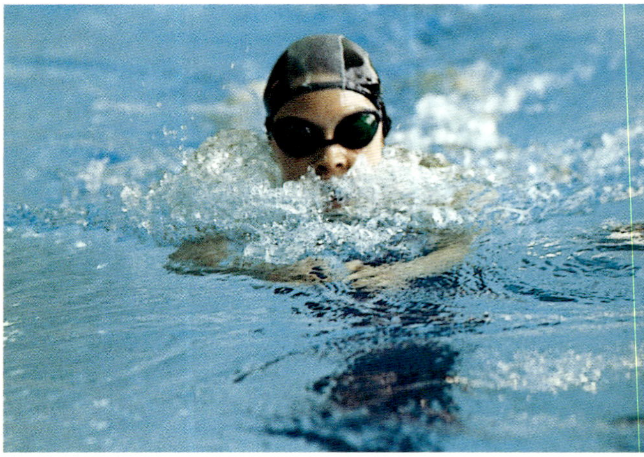

- Joggen (auch auf dem Laufband oder Ellipsentrainer)
- Ballspiele wie Tennis, Tischtennis, Basketball, Korbball, Squash, Badminton und Fußball
- Schwimmen und andere Wassersportarten
- Radfahren (auch auf dem Heimtrainer)
- Rudern (auch auf dem Rudergerät)

Die meisten modernen Heimtrainer verfügen über einen Monitor, der den Puls, die Entfernung, die verbrauchte Energie, die Zeit und die Geschwindigkeit anzeigt. Ellipsentrainer sind derzeit die besten Geräte für das aerobe Training zu Hause, weil sie Laufen, Treppensteigen und Radfahren kombinieren. Die elliptische Rotation erlaubt natürliche Bewegungen der Hüftgelenke, und die Arme und der Oberkörper arbeiten simultan. Auch Bewegungen nach hinten sind möglich, so dass zusätzliche Muskelgruppen und die Koordination trainiert werden. Wenn Sie Fortschritte machen, können Sie die Anforderungen erhöhen.

Sobald Sie das Tempo Ihrer aeroben Übungen steigern, nimmt auch der Puls zu, denn Sie brauchen mehr Sauerstoff. Der zusätzliche Sauerstoff, den das rasch pumpende Herz und die Lungen liefern, verbindet sich mit dem Körperfett, so dass es als Energie verbrannt werden kann. Dieser Vorgang geht auch nach dem Training weiter, weil die Stoffwechselrate noch einige Zeit erhöht bleibt. Mit der folgenden Tabelle können Sie Ihre derzeitige Fitness bestimmen und Ihre Fortschritte ablesen. Sie müssen während des Trainings Ihren Puls messen und Ihren Zielpuls erreichen, also 50 bis 75 % des Maximalpulses Ihrer Altersgruppe.

Zielpuls

Altersgruppe	Zielpuls: 50–75 % (Schläge pro Minute)	Durchschnittlicher maximaler Puls: 100 % (Schläge pro Minute)
20 Jahre	100–150 SPM	200 SPM
25 Jahre	98–146 SPM	195 SPM
30 Jahre	95–142 SPM	190 SPM
35 Jahre	93–138 SPM	185 SPM
40 Jahre	90–135 SPM	180 SPM
45 Jahre	88–131 SPM	175 SPM
50 Jahre	85–127 SPM	170 SPM
55 Jahre	83–123 SPM	165 SPM
60 Jahre	80–120 SPM	160 SPM
65 Jahre	78–116 SPM	155 SPM
70 Jahre	75–113 SPM	150 SPM
75 Jahre	72–110 SPM	145 SPM
80 Jahre	70–105 SPM	140 SPM
85 Jahre	68–102 SPM	135 SPM
90 Jahre	65– 98 SPM	130 SPM

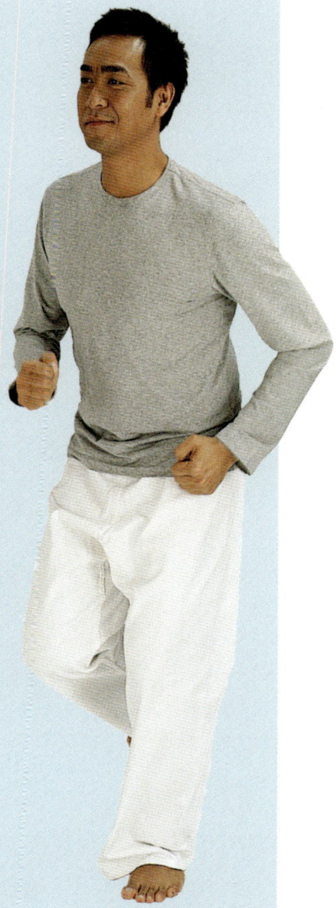

Anaerobe Übungen

Bei diesen Übungen strengen Sie sich für kurze Zeit sehr an und ruhen sich dann kurz aus. Meist geht es darum, eine Last zu heben, um Muskeln aufzubauen. Dieses Training stärkt zudem die Knochen und formt die Figur. Anaerobe Übungen sind zum Beispiel:

- Liegestützen, Klimmzüge und Sit-ups
- Gewichtheben
- Übungen auf dem Multi Gym
- Isometrik

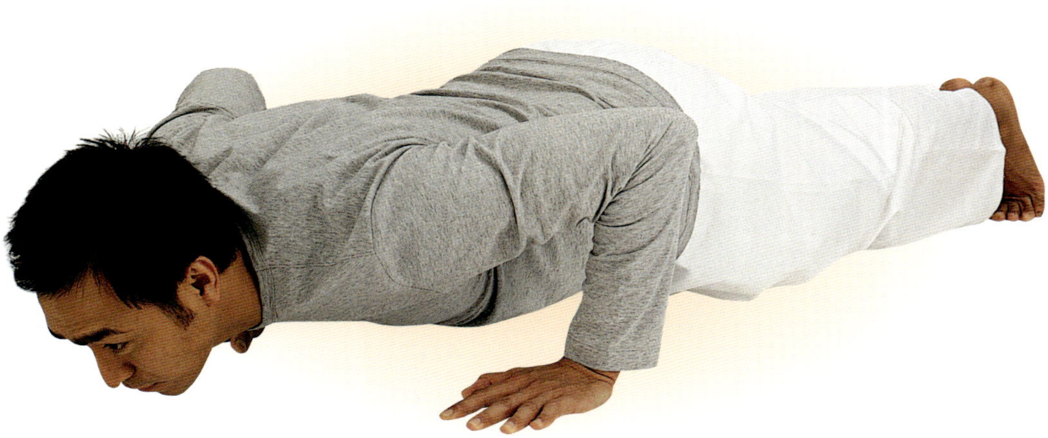

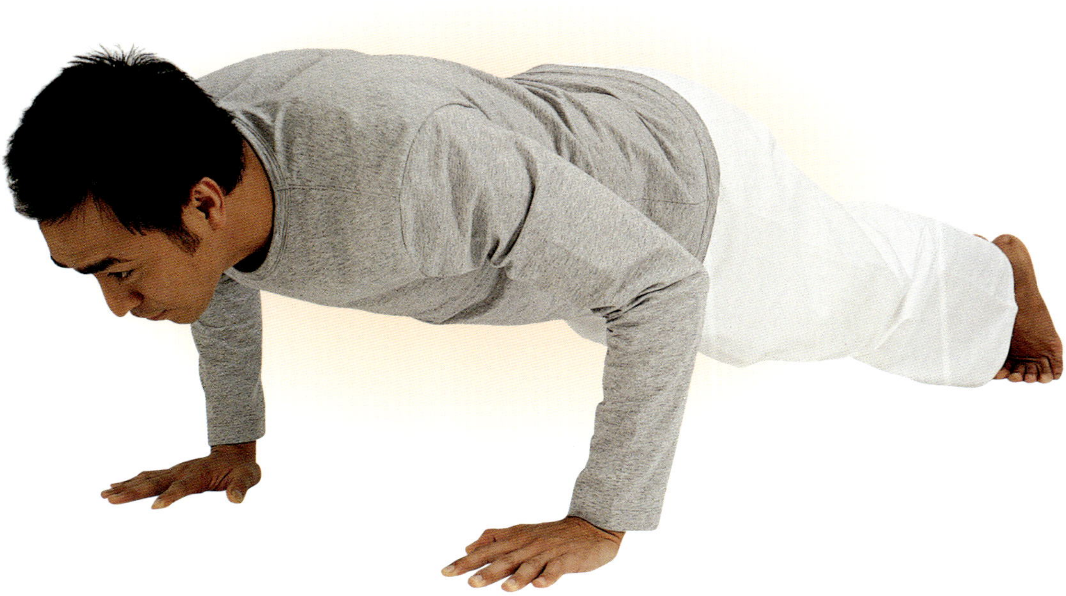

Wenn Sie gerne zu Hause trainieren, können Sie zu sehr vernünftigen Preisen viele Trainingsgeräte kaufen. Sie bezahlen nur die Anschaffung, aber keine Mitgliedsgebühr wie im Fitness-Studio. Eine Multi-Gym-Station mit Gleitbrett eignet sich hervorragend für anaerobe Übungen, weil Sie damit alle Muskelgruppen trainieren und Kraft, Ausdauer, Geschmeidigkeit sowie Herz und Kreislauf trainieren können. Das Gleitbrett bietet eine sichere Auflage und senkt die Belastung der Gelenke und des Rückens auf ein Minimum. Da Sie nur mit der Schwerkraft trainieren, um die Muskeln zu kräftigen und zu dehnen, können Sie Ihre Flexibilität verbessern, ohne den Körper unnötig zu belasten.

Wenn Sie in einem Apartment wohnen, ist eine isometrische Kraftstation vielleicht besser für Sie geeignet. Mehr als zweihundert Studien innerhalb von zehn Jahren belegen, dass maximales Muskelwachstum erreichbar ist, wenn man nur sieben Sekunden täglich 60 Prozent der Muskelkraft gegen einen Widerstand einsetzt. Außerdem stellte sich heraus, dass eine isometrisch trainierende Gruppe im Vergleich zu einer konventionell trainierenden sich dreimal schneller verbessert, was Kraft, Ausdauer, Koordination und Geschmeidigkeit anbelangt.

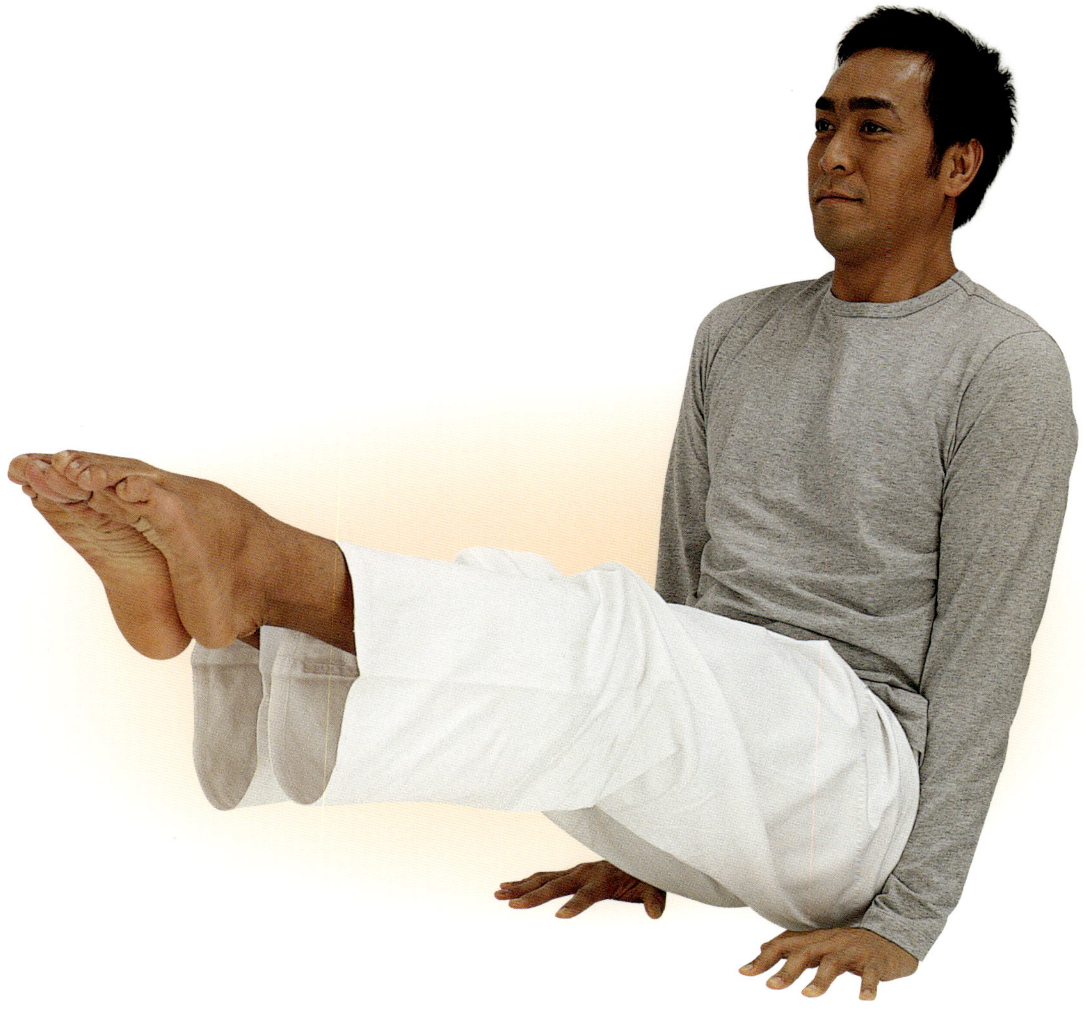

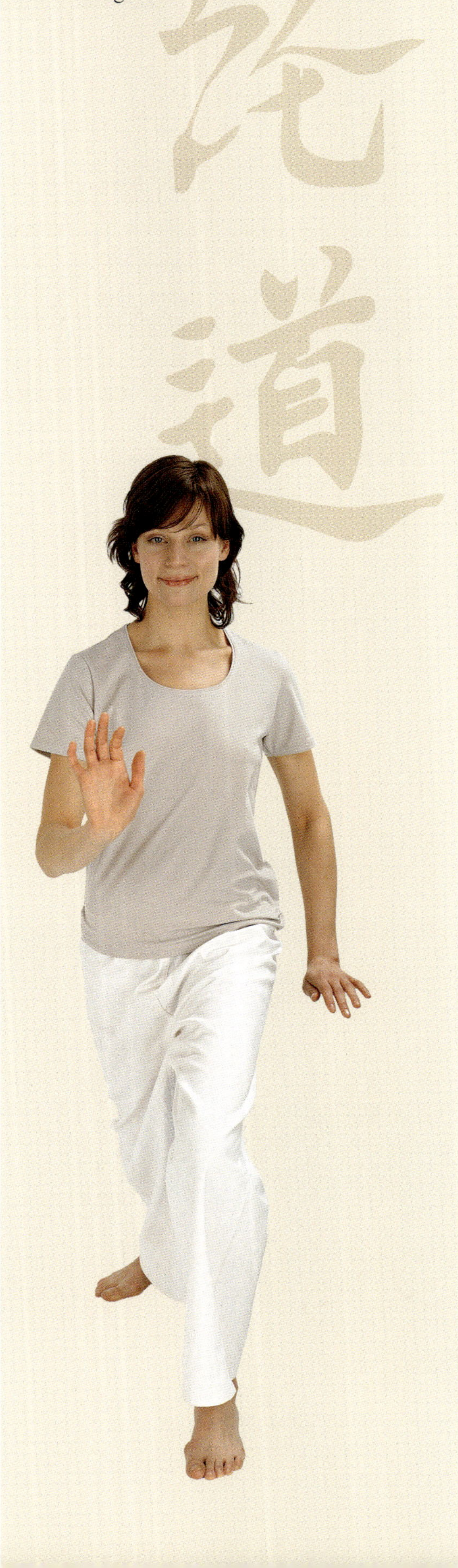

Denken Sie an Ihren Rücken

Seit der Mensch auf zwei Beinen geht und den ersten Schritt in Richtung Evolution machte, klagt er über Rückenschmerzen. 30 bis 40 Prozent der Bevölkerung haben derzeit Rückenbeschwerden, 80 bis 90 Prozent leiden irgendwann im Leben daran. Rückenprobleme kosten jährlich Milliarden Euro, wenn man die Behandlungskosten und die Produktionsausfälle addiert. Viele Rückenbeschwerden sind auf Stress, schlechte Haltung, Übergewicht und das Heben schwerer Gewichte mit falscher Haltung zurückzuführen. Rückenschmerzen können einen Menschen arbeitsunfähig machen, aber gesunder Menschenverstand, Aufklärung, ein wenig hartes Training und ein bisschen Hilfe beseitigen die Beschwerden vollständig.

- Machen Sie ergänzende Übungen, um den Rücken zu strecken und zu drehen. Gewichtheben stärkt den Rücken und die Bauchmuskeln. Tai Chi, Yoga und die Alexander-Technik sind ebenfalls vorzüglich geeignet, die Haltung zu verbessern, die Stützmuskeln zu stärken und die Gesundheit zu fördern.
- Essen Sie vernünftig, und verbinden Sie Ernährung und Training, um Ihr Optimalgewicht zu halten. Wenn Sie übergewichtig sind, ist die Gefahr von Rücken-, Knie- und Knöchelproblemen groß.
- Achten Sie immer auf Ihre Haltung. Viele Rückenschmerzen sind auf eine verkrümmte Wirbelsäule (Skoliose) zurückzuführen, deren Ursache unnatürliche Belastung durch falsches Sitzen oder Stehen ist. Ein Lehrer für Alexander-Technik kann Ihnen Haltungsfehler bewusst machen und die Haltung verbessern.

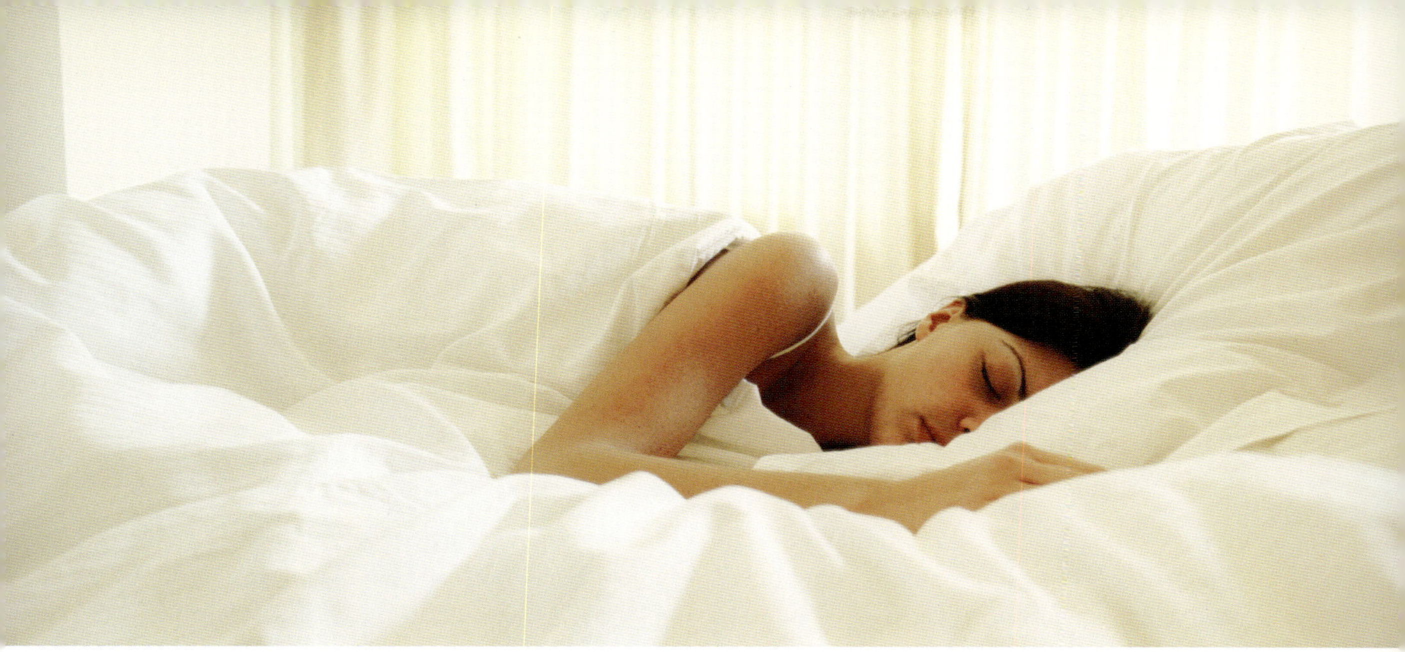

- Wenn Sie chronische Rückenbeschwerden haben, sollten Sie einen Osteopathen oder Chiropraktiker aufsuchen, um die Subluxation (die »verrutschte Bandscheibe«) zu beseitigen, ehe der Zustand sich verschlimmert. Subluxationen können andere Probleme auslösen, welche die Nervenimpulse stören, die vom Gehirn zum Rückenmark und dann in die einzelnen Körperteile wandern.

- Wenn Sie an Osteoarthritis im Rücken leiden, sollten Sie Glucosamin- und Chondroitin-Tabletten einnehmen, um geschädigte Knorpel zu heilen. Schlucken Sie außerdem Leinölkapseln, denn sie enthalten Omega-3-Fettsäuren, die in arthritischen Gelenken Knorpelschäden und Entzündungen lindern.

- Wenn Sie hochhackige Schuhe tragen, machen Sie einen Hohlrücken, um nicht vornüber zu fallen. Diese Haltung belastet die Füße und das Kreuz, und die Folge sind Wirbelverschiebungen und Schmerzen in den Füßen. Die unnatürliche Haltung nutzt die Hüftgelenke, das Kreuz, die Füße, die Knie und die Knöchel vorzeitig ab. Tragen Sie also vernünftige Schuhe, damit Ihre Gelenke lange gesund bleiben.

- Wir verbringen etwa ein Drittel unseres Lebens im Schlaf. Darum ist ein gutes Bett äußerst wichtig. Wenn Sie auf einer unebenen Matratze schlafen, verkrümmt sich die Wirbelsäule, und mit der Zeit verschieben sich die Wirbel. Ist die Matratze zehn Jahre alt oder älter, sind die Federn wahrscheinlich ungleich, oder sie haben Spannkraft verloren. Es ist also Zeit, die Matratze auszuwechseln, um den Rücken zu retten und gut zu schlafen. Im Schlaf erholt sich der Körper; er nimmt Nährstoffe auf und erneuert die Zellen. Wenn Sie schlecht schlafen, leiden die Stimmung, die körperliche und geistige Gesundheit sowie die Konzentration bei der Arbeit darunter. Ein solides Bett mit einer hochwertigen Matratze ist daher die wichtigste Investition für Ruhe, Gesundheit und ein langes Leben.

Eine gesunde Umgebung

Das persönliche Umfeld beeinflusst das seelische Wohlbefinden. Amerikanische Forscher haben herausgefunden, dass eine chaotische Umgebung die Entwicklung von Kindern hemmt.

Eine gesunde Umgebung bietet nicht nur angenehme Lebens- und Arbeitsbedingungen, sondern verringert auch das Risiko, an Allergien zu erkranken, die von Milben oder Schimmelpilzen ausgelöst werden. Bakterien und Ungeziefer können sich nicht ausbreiten. Die Wohnung sollte schlicht eingerichtet und nicht mit Möbeln und Ornamenten überladen sein. Sorgen Sie für genügend Stauraum, damit Sie Dinge, die Sie nicht brauchen, unterbringen können. Eine sparsam möblierte Wohnung ist nicht nur geräumig und ordentlich, sondern auch leichter zu reinigen. Staubmilben ernähren sich von menschlichen und tierischen Hautschuppen, und ihr Kot ist die Hauptursache von Allergien und Asthma. Deshalb ist es sehr wichtig, das Bettzeug häufig zu wechseln und zu waschen und Teppiche und Polstermöbel wöchentlich abzusaugen.

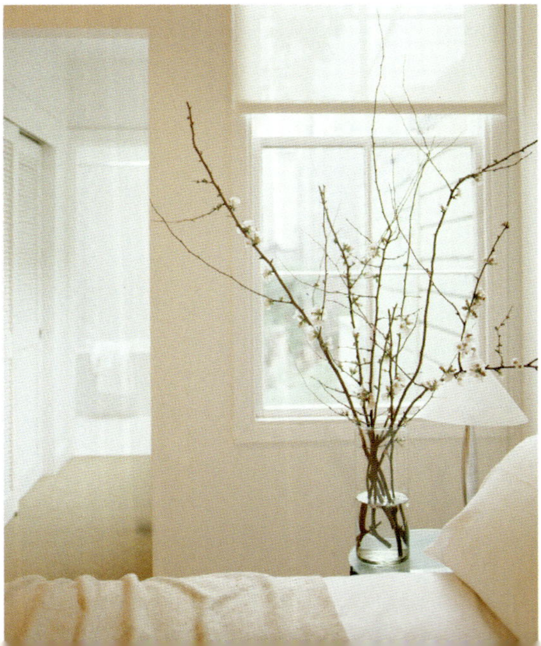

Wenn Sie Haustiere halten, müssen Sie täglich Staub saugen. Baden und entlausen Sie Ihre Tiere oft, und erneuern Sie regelmäßig ihre Streu, um unangenehmen Gerüchen vorzubeugen. Ein Ionisator und Luftreiniger verbessert die Lebensqualität. Verschönern Sie Ihr Heim mit grünen Zimmerpflanzen und frischen Blumen. Sie geben beruhigende Energie und Sauerstoff ab und erfrischen die Luft. Eine saubere Umgebung ohne Gerümpel strahlt positive Energie und Frieden aus, was ideal für die spirituelle Entwicklung ist. Sauberkeit ist der Göttlichkeit am nächsten. Ihre Körperpflege und die Reinheit Ihrer Umgebung spiegeln Ihren Willen und Ihre Hingabe wider, sich spirituell weiterzuentwickeln.

Eine gesunde globale Umwelt nützt nicht nur dem Klima, der Atemluft und dem Trinkwasser – sie ist Voraussetzung für das Überleben der Menschheit. Obwohl es viele Anzeichen dafür gibt, dass wir unserer Umwelt irreparable Schäden zufügen, sind unser Selbsterhaltungstrieb, unsere Gier und unsere Arroganz stärker als unsere Vernunft. Kurzfristige persönliche, wirtschaftliche und nationale Interessen sind uns wichtiger als die Erhaltung der Umwelt, obwohl uns Überschwemmungen, Stürme, Hitzewellen, Tornados, sterbende Korallenriffe, Dürren, Waldbrände, steigende Meeresspiegel und das Abschmelzen der Gletscher eigentlich warnen sollten. Es ist höchste Zeit, dass wir begreifen, wie egoistisch und unwissend wir sind. Wenn

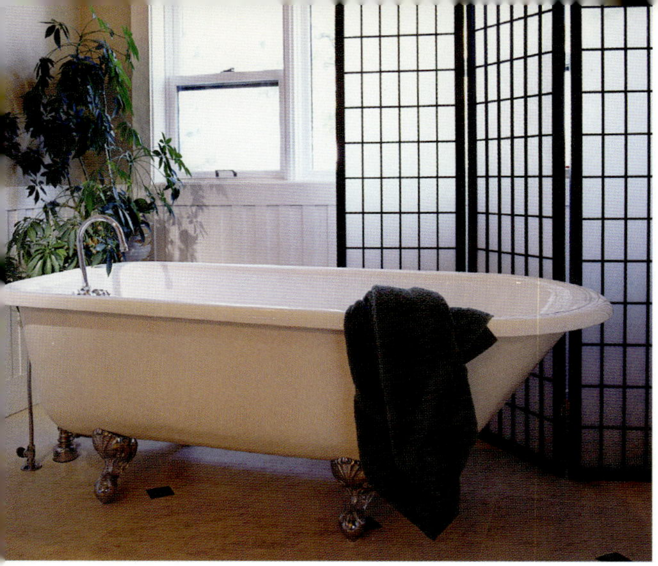

wir die Umwelt weiter missbrauchen, sind Katastrophen unvermeidlich. Experten sagen voraus, dass die Stabilität unseres Planeten und seine Fähigkeit, Leben zu erhalten, aus folgenden Gründen in den nächsten 20 Jahren drastisch abnehmen werden:

- Millionen Menschen werden durch Überschwemmungen, Stürme, Dürren, Hungersnöte, Epidemien und Kriege sterben.
- Heftige Stürme werden Küstenregionen unbewohnbar machen.
- Drastische Klimaänderungen werden zu schweren Regen- und Schneefällen sowie Überschwemmungen führen.
- Klimawandel und Naturkatastrophen werden die Erträge der Landwirtschaft deutlich verringern.
- Die Menschheit wird um ihr Überleben kämpfen müssen – auch um Nahrung und Wasser.
- Nahrungs- und Wasserknappheit werden Völkerwanderungen und Aufruhr auslösen.

Es ist noch nicht zu spät, unsere Umwelt zu retten und weitere Katastrophen zu verhindern, wenn jeder Einzelne sofort verantwortungsbewusst handelt. Hier sind einige Vorschläge:

- Gehen Sie zu Fuß, benutzen Sie ein Fahrrad oder ein öffentliches Verkehrsmittel, bilden Sie Fahrgemeinschaften.
- Schalten Sie Stromquellen ab, die Sie nicht benötigen.
- Drehen Sie die Heizung zurück, und isolieren Sie Ihr Haus besser.
- Recyceln Sie Papier, kaufen Sie keine Produkte aus Regenwäldern.
- Nutzen Sie alternative Energiequellen (Sonne, Wind, Wasser, Erdwärme, Biomasse usw.).
- Pflanzen Sie einige Bäume.
- Kaufen Sie Bioprodukte aus Ihrer Region.
- Sagen Sie als Verbraucher Ihre Meinung, und schließen Sie sich einer Umweltschutzorganisation an.
- Klären Sie Ihre Kinder über Umweltprobleme auf.

Wenn jeder von uns etwas mehr gibt und etwas weniger nimmt, können wir unseren Planeten retten, ohne unsere Wirtschaft zu gefährden. Taoisten legen Wert auf das große Ganze. Es ist ein positiver, spiritueller Schritt, für Mutter Erde und unsere Umwelt zu sorgen. Dadurch erkennen wir die Einheit aller Wesen an.

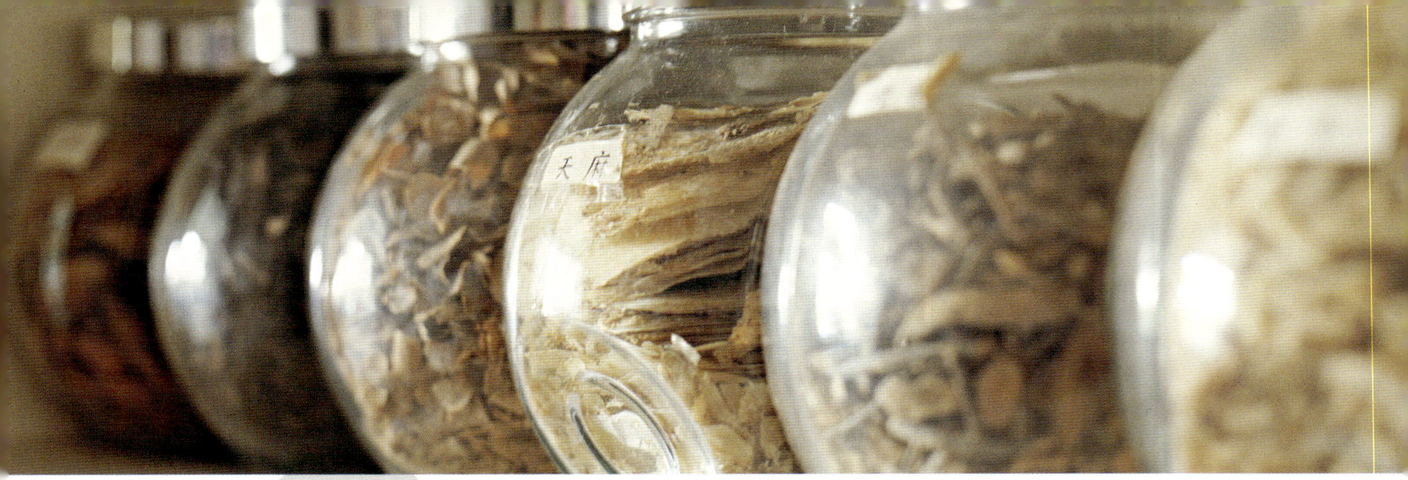

Kräuter und Ergänzungsmittel für Gesundheit, Schönheit und sexuelle Vitalität

Kräuter werden in der chinesischen Küche und Medizin seit Tausenden von Jahren verwendet, um zu heilen, die Gesundheit zu stärken und die Langlebigkeit zu fördern.

Nach einer Legende entdeckte Kaiser Shen Nung (ca. 3500 v. Chr.) die Kräuterheilkunde. Der Name bedeutet »Gott der Landwirtschaft«. Shen Nung wird verehrt, weil er seinem Volk Landwirtschaft und Viehzucht beibrachte. Auch die Heilkraft der Pflanzen faszinierte ihn. Er benutzte sich selbst als Versuchskaninchen und begründete durch Versuch und Irrtum die chinesische Kräutermedizin. Shen Nungs Wissen wurde mündlich von einer Generation an die nächste weitergegeben, weil die Schrift noch nicht erfunden war. Das Lehrbuch über Shen Nungs Entdeckungen erschien einige hundert Jahre später. Es hieß *Shen Nung Ben Cao Jing (Das Buch von Shen Nungs hundert Kräutern)*. Vermutlich schöpfte der anonyme Autor sein Wissen aus der Volksmedizin und wollte mit dem Titel den Vater der Kräuterheilkunde ehren. Das Werk gilt als erstes Lehrbuch seiner Art und beschreibt 365 Kräuter.

Die chinesische Medizin war immer der Langlebigkeit verpflichtet. Während der ersten Qin-Dynastie (221–207 v. Chr.) schickte der Kaiser den Edelmann Shui Fu zusammen mit 3000 Knaben und Mädchen nach Okinawa, um das Kraut der Unsterblichkeit zu holen. Die Inseln Japans galten damals als Inseln der Unsterblichen. Da die Kundschafter wussten, was sie erwartete, wenn ihre Mission scheiterte, kehrten sie nie nach China zurück. Vielleicht ist das der Grund dafür, dass Okinawa heute die »modernen Unsterblichen« beherbergt, die gesündesten und langlebigsten Menschen der Welt. Viele von ihnen könnten von den Teilnehmern der chinesischen Expedition abstammen, und ihre Lebensweise ähnelt jener der Taoisten sehr.

Die alten taoistischen Immortalisten stellten Kräuterarzneien zusammen, um die alchemistische Meditation zu unterstützen. Sie verarbeiteten überaus komplizierte Mischungen nach ausgeklügelten Methoden, die bestimmte Organe beeinflussten oder bestimmte Meridiane befreiten. Einige dieser traditionellen Rezepte galten nur zu bestimmten Tages- oder Jahreszeiten. Dabei stütze man sich auf die Fünf-Elemente-Lehre und den Kalender des »Himmelsstammes und der irdischen Äste«. Es ist sehr schwierig, die Wirkung dieser Arzneien zu überprüfen, da einige Zutaten schwer erhältlich und extrem schwer zu verarbeiten sind. Diese alten Methoden sind heute nicht mehr praktikabel und auch nicht mit unserer modernen Lebensweise vereinbar.

Die in diesem Buch beschriebenen Arzneien sind stark vereinfacht, ohne dadurch ihre Wirkung zu verlieren. Einige von ihnen, zum Beispiel das natürliche Deodorant und das Haarwasser, sind neu und sehr wirksam, obwohl sie nicht auf traditionellen Rezepten basieren. Die meisten Zutaten haben Nahrungsqualität und sind in chinesischen Geschäften, Reformhäusern, Apotheken oder Versanddrogerien erhältlich. Einige brauchen Sie nur aus dem Garten zu holen.

Ohne botanische Kenntnisse sollten Sie aber keine Kräuter selbst pflücken, und es wäre auch unklug, sich selbst zu behandeln, wenn Sie die Ursache Ihrer Beschwerden nicht kennen. Kopfschmerzen können beispielsweise auf eine Erkältung oder eine Verletzung zurückzuführen sein. Konsultieren Sie im Zweifelsfall einen Arzt. Blutreinigende Kräuter harmonisieren das Qi und schwemmen Gifte aus. Kräutertonika stärken das Qi und fördern das seelische Gleichgewicht. Aber sie können Ihnen nicht helfen, wenn Sie Alkohol trinken oder rauchen. Sie müssen das gesamte spirituelle Programm der alchemistischen Meditation befolgen und natürlich leben.

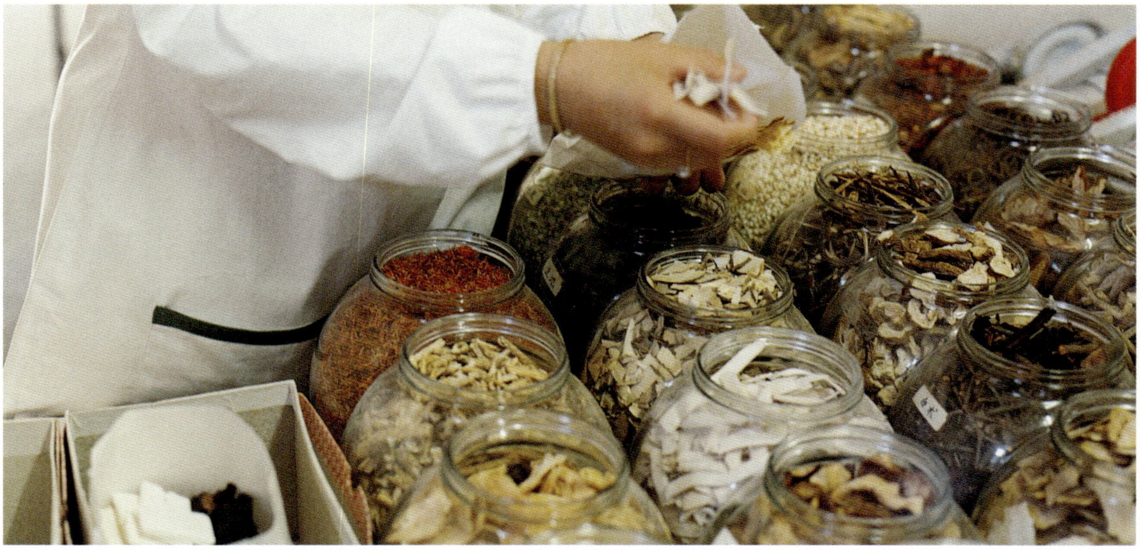

Die Zubereitung

Es gibt viele traditionelle Methoden, Kräuterarzneien zuzubereiten. Abkochungen, Tees und Tinkturen werden im Westen und in China am häufigsten verwendet.

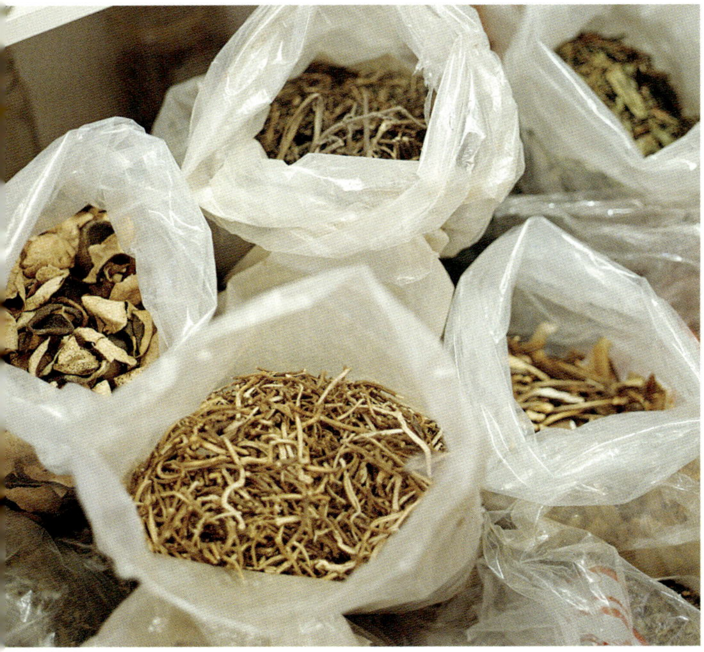

Diese drei Methoden eignen sich auch für Laien, weil sie keine Fachkenntnisse voraussetzen. Sie brauchen dafür nur die üblichen Küchenutensilien und Geschirr aus Ton, Glas oder Emaille. Die Zutaten sind in der Regel getrocknete Kräuter, die meist in durchsichtigen, vakuum-verpackten Zellophantüten verkauft werden. Nach dem Öffnen einer Packung sollten Sie die Kräuter in einem luftdichten Behälter aufbewahren, damit sie nicht feucht werden.

Abkochungen

Eine Abkochung ist eine wirksame Methode, holzigen Pflanzenteilen – Wurzeln und Rinden – ihre Wirkstoffe zu entziehen. Die Chinesen verwenden traditionell Tongeschirr. Emaille- und Glasgefäße sind ein guter Ersatz, wenn Sie kein traditionelles chinesisches Geschirr bekommen.

Leeren Sie die Kräuter in einen nichtmetallischen Kochtopf, bedecken Sie die Kräuter mit Wasser, und bringen Sie den Inhalt bei mittlerer Hitze zum Kochen. Reduzieren Sie dann die Hitze, und lassen Sie die Abkochung sieden, bis ihr ursprüngliches Volumen sich halbiert hat. Sie können ab und zu kaltes Wasser nachfüllen, um die Siedezeit zu verlängern. Je länger die Abkochung siedet, desto konzentrierter wird sie.

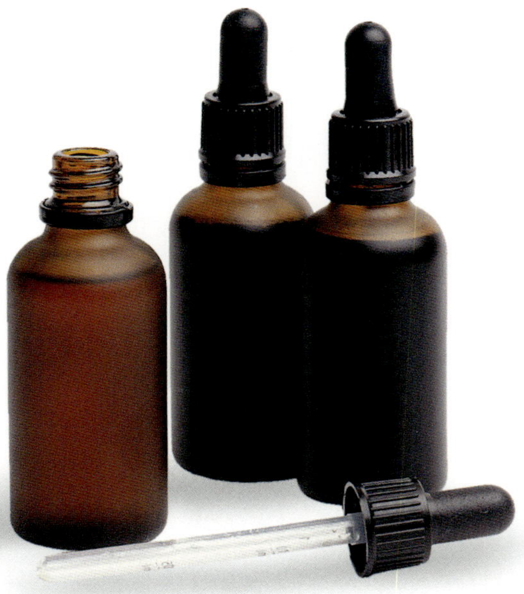

Danach können Sie die Flüssigkeit heiß trinken oder in einen Krug abseihen und in den Kühlschrank stellen. Vor dem Trinken füllen Sie eine Tasse zur Hälfte mit der abgeseihten Abkochung und gießen gekochtes Wasser nach. Den Geschmack können Sie mit braunem Zucker oder Honig verbessern. Falls der bittere Geschmack Sie nicht stört, trinken Sie die Abkochung pur.

Tinkturen

Eine Tinktur ist ein haltbares Kräuterkonzentrat. Die Zutaten werden fein gehackt oder pulverisiert und in ein luftdichtes Gefäß geleert. Gießen Sie genügend 50 %igen Alkohol nach, um alles zu bedecken. Handelsübliche Tinkturen enthalten meist Äthanol. Traditionelle chinesische Kräutertinkturen werden mit Reiswein zubereitet, aber Sie können ebenso gut Wodka, Gin, Whisky oder Brandy verwenden.

Verschließen Sie das Gefäß, und lassen Sie es mindestens zwei Wochen stehen. Schütteln Sie es täglich. Je länger die Tinktur steht, desto wirksamer ist sie. Danach können Sie die Tinktur in kleine Flaschen abseihen. Braune 30-ml-Flaschen mit Pipettenverschluss sind für Tinkturen ideal. Sie können einige Tropfen pur oder mit Wasser verdünnt trinken. Für die äußere Anwendung kann man Tinkturen auch in Salben und Lotionen mischen.

Tees

Um einen Kräutertee zu bereiten, gießen Sie kochendes Wasser in einen Topf mit Kräutern, um die Wirkstoffe zu extrahieren. Sie können Tees trinken oder ins Badewasser gießen.

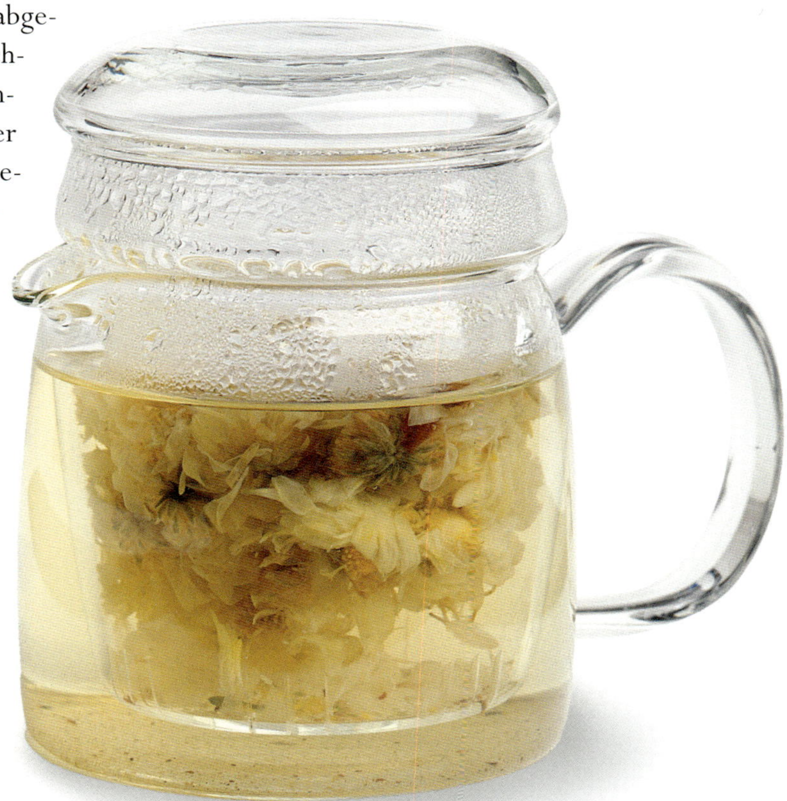

Natürliche Ergänzungsmittel für ein langes Leben

Viele natürliche Ergänzungsmittel fördern die Gesundheit und ein langes Leben und sind leicht erhältlich.

Kelp

Diese Alge ist in Reformhäusern in Tablettenform erhältlich. Kelp ist reich an Jod und enthält Selen und andere wichtige Spurenelemente. Wir brauchen Jod für die Schilddrüse und die Regulierung des Östrogenspiegels. Zusammen mit Selen hemmt es möglicherweise Krebs, vor allem Brustkrebs. Kelp enthält ein vollständiges Eiweiß, die antioxidativen Vitamine A, C und E, die Zellschäden und vorzeitige Alterung verhindern, sowie Vitamin K, einen Bestandteil des Blutgerinnungsenzyms Prothrombin. Besonders wichtig ist das Vitamin B12 im Kelp, das man im Gemüse kaum findet. Es ist unerlässlich für die Zellfunktion und für den Eiweiß-, Kohlenhydrat- und Fettstoffwechsel. Vitamin-B12–Mangel führt zu perniziöser Anämie. Für Vegetarier und Veganer ist Kelp daher die wichtigste Vitamin-B12-Quelle.

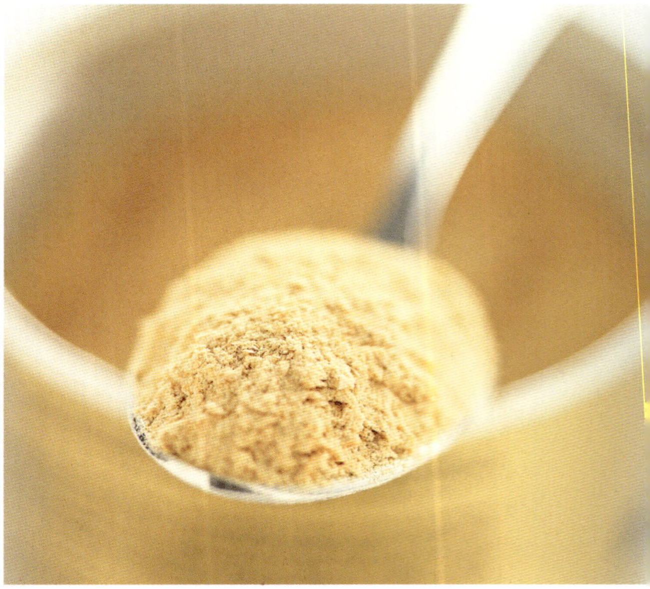

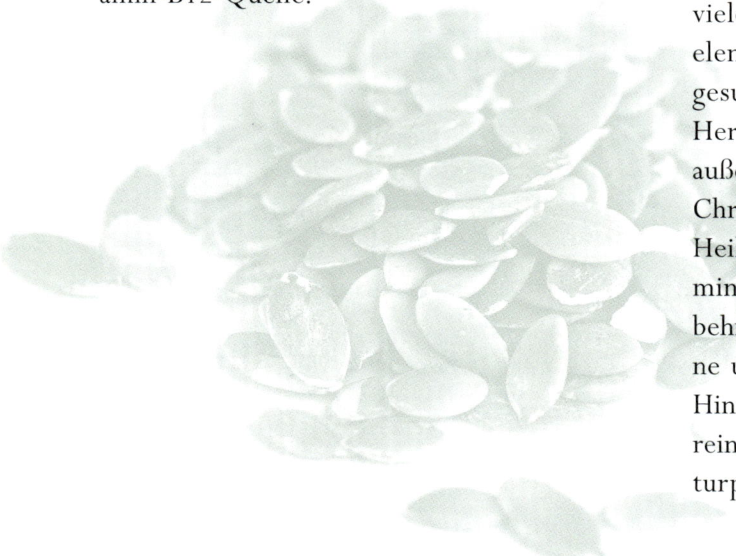

Bierhefe

Bierhefe ist ein wundervolles Verjüngungsmittel. Außer Vitamin B12 enthält sie besonders viele B-Vitamine und viele wichtige Spurenelemente. Wir brauchen B-Vitamine für eine gesunde Haut, das Verdauungssystem, das Herz, die Augen und die Nerven. Bierhefe ist außerdem eine vorzügliche Quelle für Eisen, Chrom, Selen und Zink. Zink beschleunigt Heilungsprozesse, wirkt zusammen mit Vitamin C Wunder bei Allergien und ist unentbehrlich für die männlichen Geschlechtsorgane und zur Vorbeugung gegen Prostatakrebs. Hinzu kommt, dass Bierhefe fast 50 Prozent reines Eiweiß enthält. Sie können dieses Naturprodukt in Reformhäusern in Tabletten-

und Pulverform kaufen. Wenn Sie zu Migräne, Allergien, Asthma und Ekzemen neigen, ist Bierhefe vielleicht nicht für Sie geeignet, denn Sie könnten dagegen (und gegen andere Vitamin-B-Präparate) allergisch sein.

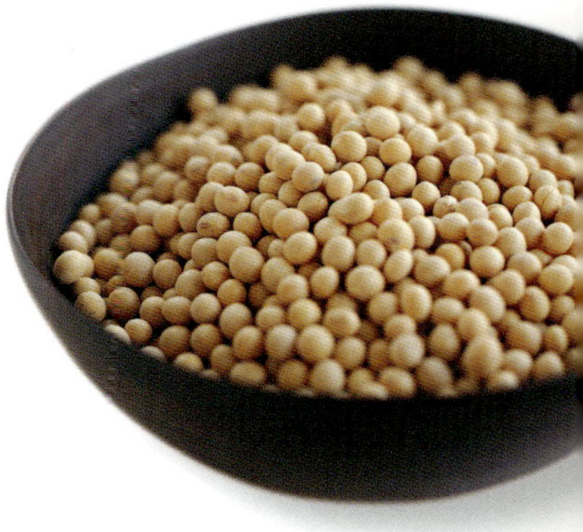

Öle des Lebens

Es gibt mehr als 2000 Studien über Omega-3-Fettsäuren. Sie belegen, dass diese Fettsäuren den Cholesterin- und Triglyceridspiegel senken, die Gefahr von Thrombosen und Herzanfällen verringern und bei Tieren Krebs hemmen. Das Brustkrebsrisiko ist bei Japanerinnen um zwei Drittel geringer als bei Amerikanerinnen, vielleicht deshalb, weil sie viel Fisch und Soja essen. Wissenschaftler der britischen Universität Cardiff haben vor kurzem bestätigt, dass Lebertran tatsächlich bei Osteoarthritis wirkt und vielleicht sogar Knorpelschäden heilen kann.

Omega-3-Fettsäuren sind in Krabben und fettem Fisch enthalten, etwa in Lachs, Hering, Thunfisch, Kabeljau und Makrelen. Vegetarier finden Omega-3-Fettsäuren in Leinöl, Kürbiskernen, Sojaöl, Sternanisöl und Walnüssen, und sie können Omega-3-Fettsäuren in Kapseln kaufen (die jedoch oft aus Gelatine bestehen).

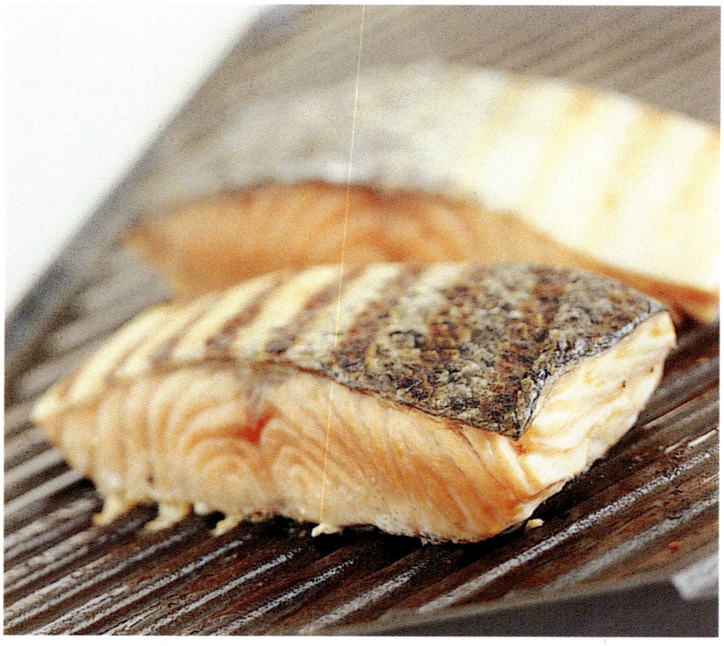

Lezithin

Lezithin ist ein Phospholipid, das von der Leber produziert wird. Es ist der Hauptbestandteil der Zellmembranen, der Nervengewebe, des Spermas und des Hirngewebes sowie eine wichtige Komponente der endokrinen Drüsen, vor allem der Keimdrüsen. Lezithin hält das Herz gesund, weil es die Arterien von Cholesterin befreit und verjüngt. Lezithin enthält die Vitamine D, E und K sowie essenzielle Fettsäuren, die den Alterungsprozess und die Oxidation der Zellen hemmen. Kürbiskerne, Sojabohnen, Walnüsse und Eier enthalten reichlich Lezithin. Als Granulat können Sie es im Reformhaus kaufen.

Körperpflege für eine jugendliche Haut

Die folgenden Rezepte für Tonika, Tinkturen, Deodorants und Breie halten die Haut vom Kopf bis zu den Füßen gesund.

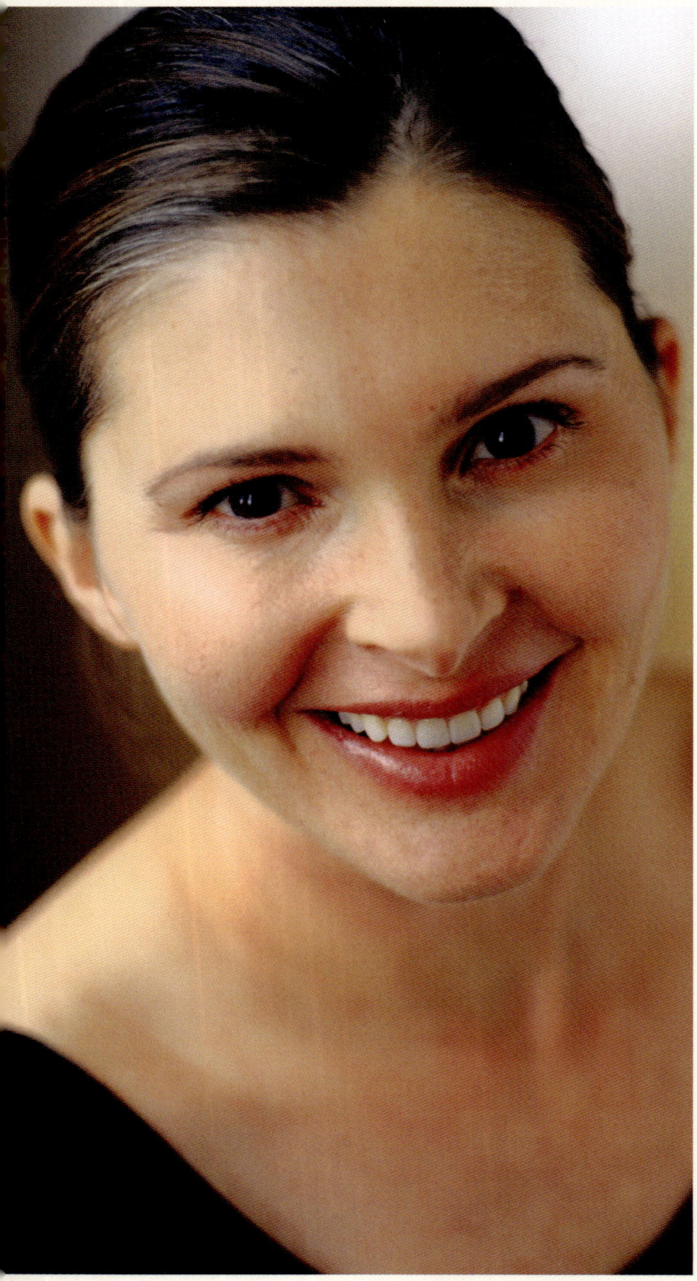

Haar und Gesicht

Kein Organ verrät Ihr Alter so deutlich wie die Haut. Sie ist das erste Bollwerk des Körpers gegen Infektionen und Verletzungen, regelt die Körpertemperatur und verhindert Austrocknung. Außerdem scheidet sie Gifte und Schlacken aus, die der Körper produziert. Sie können einiges tun, damit die Haut jung bleibt:

- Meiden Sie direkte Sonnenstrahlen und UV-Lampen. Die Sonne ist für 80 Prozent der Hautalterung verantwortlich. UV-Strahlen können Melanome (Hautkrebs) hervorrufen.
- Rauchen Sie nicht, denn Tabakrauch erzeugt freie Radikale, die zu Falten und vorzeitiger Alterung führen.
- Essen Sie eine fettarme, pflanzliche Kost, die viele natürliche Antioxidantien und Ballaststoffe enthält.
- Trinken Sie täglich mindestens sechs Gläser gefiltertes Wasser.
- Sorgen Sie dafür, dass Sie täglich Stuhlgang haben.
- Fasten Sie gelegentlich, um den Körper zu entschlacken.
- Trinken Sie Kräutertonika, um den Körper zu reinigen.
- Massieren Sie jeden Tag die Haut mit Feuchtigkeitscreme oder –lotion.

Hauttonikum

Löwenzahn und Brennnesseln enthalten Retinoide, welche die Haut verjüngen und die Kollagenbildung anregen, so dass die Haut straffer und glatter wird. Wischen Sie sich das Gesicht mit frischen Ingwerwurzelscheiben ab, bevor Sie es befeuchten; das verbessert den Teint. Meiden Sie aber die Augenpartie. Wenn Ihre Haut sehr empfindlich ist, können Sie jungen Ingwer oder Gurken verwenden. Ingwer wirkt zusammenziehend; er strafft die Haut, lindert Falten und macht die Haut schöner.

Dieses Tonikum wirkt sehr gut. Sie können es direkt auf betroffene Stellen auftragen, zum Beispiel auf Schnittwunden, Furunkel, Blutergüsse und Abszesse, und täglich einige Tropfen in eine nicht parfümierte, neutrale Gesichtscreme oder –Lotion mischen.

Zutaten

20 g Ringelblume (Jin Zian Hua)
20 g Löwenzehn (Po Gong Ying)
20 g Brennessel (Hsieh Tzu Cao)

Zubereitung

Bereiten Sie eine Tinktur zu (siehe Seite 109), lassen Sie sie mindestens zwei Wochen stehen, und schütteln Sie das Gefäß täglich. Verwenden Sie Blätter und Blüten der Ringelblumen und die ganzen Brennnessel- und Löwenzahnpflanzen.

Augenbad

In den meisten Chinaläden können Sie weiße Chrysanthemen kaufen, meist in durchsichtigen Zellophanpackungen zu je 150 g. Bereiten Sie in einem kleinen Topf einen Tee zu. Lassen Sie das Kraut eine Weile ziehen, und gießen Sie den Tee in eine Schale, wenn er lauwarm ist. Befeuchten Sie einige Wattestäbchen mit dem Tee, und betupfen Sie damit die infizierten Augen. Dies ist ein vorzüglicher Tee bei Bindehautentzündung und Gerstenkörnern.

Weiße Chrysanthemen verwendet man traditionell, um zu große Hitze in der Leber zu dämpfen. Nach der Fünf-Elemente-Lehre sind die Augen das Tor der Leber und spiegeln daher die Gesundheit der Leber wider (und umgekehrt). Damit die Behandlung besser wirkt, können Sie den Tee auch trinken. Dieser Tee ist zugleich ein gesundheitsförderndes Tonikum für die Augen und die Harmonisierung des Leber-Qi.

Zutaten

Eine kleine Handvoll weiße Chrysanthemenblüten (Bai Ju Hua)

Zubereitung

Bereiten Sie einen Tee zu (siehe Seite 109).

Haartonikum

Es ist normal, wenn Sie täglich etwa 100 Haare verlieren. Bei Männern sind die Gene an der Glatze schuld. Bei Frauen wird abnormer Haarausfall meist durch Hormonstörungen ausgelöst. Dieses Tonikum ist kein Wundermittel, aber es kräftigt die Haarfollikel und verlängert den Wachstumszyklus der Haare. Alle Zutaten ergänzen einander und regen die Durchblutung der Kopfhaut an.

Massieren Sie täglich ein paar Tropfen der Tinktur in die Kopfhaut ein. Sie können die Tinktur auch in Ihr Shampoo und Haarpflegemittel mischen, um die Wirkung zu verstärken. Hygiene, Ernährung, Bewegung und Stress beeinflussen die Gesundheit des Haares ebenfalls. Tofu, Bohnen, Bohnensprossen, Pilze, Samenkerne, Getreide, Algen und Brokkoli enthalten Nährstoffe, die das Haar braucht. In der chinesischen Medizin spiegelt das Haarwachstum die Energie der Nieren wider. Ginseng für Männer und Dong Quai (chinesische Engelwurzel) für Frauen sowie tägliche Rückenmassage (Mo Bei) in der Nierengegend harmonisieren das Nieren-Qi und fördern das Haarwachstum.

Zutaten

1 Teelöffel Zwiebeln (Yang Tsung), fein gehackt
1 Teelöffel Brennnessel (Hsieh Tzu Cao)
3 Teelöffel Salbei (Shu Wei Cao)
3 Teelöffel Rosmarin (Mi Die Xiang)
½ Teelöffel Cayennpfeffer (Hong Chiao)

Zubereitung

Bereiten Sie eine Tinktur für die äußere Anwendung zu (siehe Seite 109). Lassen Sie das Gefäß mindestens zwei Wochen stehen, und schütteln Sie es täglich.

Darmhygiene

Man schätzt, dass einer von vierzehn Briten an Verstopfung leidet und dass einer von zehn Betroffenen häufig über dieses Problem klagt. Chronische Verstopfung führt zu schlechtem Atem, Hautausschlag, Kopfschmerzen und Bauchschmerzen, weil die Gifte aus dem Stuhl wieder ins Blut gelangen. Hämorrhoiden, Reizdarm, Kolitis, Divertikulitis, Depression, Parkinson, Multiple Sklerose und Dickdarmkrebs sind weitere mögliche Folgen. In Großbritannien sterben jährlich 20 000 Menschen an Dickdarmkrebs. In den USA ist er die dritthäufigste Krebsart, und im Jahr sterben mehr als 56 000 Menschen daran. Ballaststoffmangel, zu viel ungesättigtes Fett, zu viel Fleisch sowie überkochte, verbrannte und geräucherte Speisen sind die Hauptursachen dieser tödlichen Krankheit. Ein gesunder Darm ist daher eine wichtige Voraussetzung für Wohlbefinden und langes Leben.

Wenn Sie an Verstopfung leiden, helfen Ihnen die folgenden Vorschläge, das Problem zu lösen.

- Essen Sie wenig oder gar kein Fleisch, aber reichlich pflanzliche Kost – vor allem Grüngemüse und Obst –, die genügend Ballaststoffe enthält. Frühstücksflocken oder Weizenkleie sind kein Ersatz für natürliche Ballaststoffe. Diese Fabrikprodukte enthalten viel Acrylamid und weitere Zusätze und können Unverträglichkeitssymptome und andere Beschwerden auslösen.
- Trinken Sie täglich 6–8 Gläser gefiltertes Wasser oder verdünnten Grüntee.
- Meiden Sie Fabrikzucker und Weißmehlprodukte, Gebratenes, synthetische Zusatzstoffe und zu viel gesättigtes Fett.
- Sorgen Sie für täglichen Stuhlgang.
- Meiden Sie Abführmittel, denn sie hemmen oder unterbinden die Peristaltik des Darmes.
- Treiben Sie täglich Sport, und massieren Sie jeden Tag den Bauch.
- Essen Sie natürlichen Joghurt, oder nehmen Sie Kapseln ein, die Acidophilus- und Bifidusbakterien enthalten.
- Verwenden Sie ein natürliches Abführmittel (siehe rechts).
- Trinken Sie chinesischen Entschlackungstee. Die chinesische Medizin betrachtet Verstopfung als Hitze im Darm. Kühlender Kräutertee kann hier für Abhilfe sorgen.

Ein natürliches Abführmittel

Dies ist eines meiner Lieblingsrezepte und zugleich ein traditioneller chinesischer Nachtisch. Schwarze Sesamsamen und Rohrzucker bekommen Sie in den meisten Chinaläden.

Essen Sie bei Verstopfung 3–4 Schalen heißen Sesambrei. Er wirkt normalerweise innerhalb von wenigen Stunden. Dieses Rezept ist das natürlichste, schmackhafteste und wirksamste, das ich kenne.

Zutaten

200 g schwarze Sesamsamen (Hei Chih Ma)
80 g Langkornreis (Bai Mi)
1 oder 2 Täfelchen Rohrzucker (Pein Tang)

Zubereitung

Weichen Sie die Sesamsamen und den Reis mindestens 12 Stunden in einer Schale Wasser ein. Mahlen Sie die Mischung in der Küchenmaschine oder im Mixer zu einer sehr feinen Paste.

Füllen Sie einen Topf zur Hälfte mit kaltem Wasser, und gießen Sie die Paste unter ständigem Umrühren langsam in den Topf. Rühren Sie weiter um, und lassen Sie die Paste bei niedriger Hitze leicht sieden, bis sie zu Brei wird. Gießen Sie Wasser nach, falls Sie einen dünneren Brei bevorzugen. Zum Abschmecken können Sie ein wenig Rohrzucker beigeben. Wenn Ihr Brei dick ist, können Sie ihn in einer Puddingform in den Kühlschrank stellen und später als kaltes Dessert essen.

Tonikum gegen Übelkeit und Magengeschwüre 1

Dieses Rezept hilft vorzüglich bei Verdauungsbeschwerden wie Magengeschwüren, Sodbrennen und Übelkeit einschließlich morgendlicher Übelkeit bei Schwangeren. Sie können die Ingwerwurzel hacken oder zerquetschen und kochen. Trinken Sie nach Bedarf kleine Mengen der Abkochung. Symptome wie Magengeschwüre und Sodbrennen gelten in der chinesischen Medizin als Magenkälte. Die Wärme des Ingwers stellt Ausgewogenheit her. Die Abkochung wirkt auch bei Blähungen, kann allerdings zu Aufstoßen führen.

Sie können eine Tinktur auch zubereiten, indem Sie den Ingwer (ohne Salbei) in Alkohol einweichen. Nehmen Sie bei Bedarf zwei bis drei Tropfen der Tinktur. Ingwertinktur ist ein gutes Mittel, um der Reisekrankheit vorzubeugen.

Zutaten

60 g Ingwerwurzel (Jaing)
eine kleine Menge Rohrzucker (Pein Tang)

Zubereitung

Bereiten Sie eine Abkochung oder ein Tinktur zu (siehe Seite 108 und 109).

Tonikum gegen Übelkeit und Magengeschwüre 2

Dieses Rezept lindert fortgeschrittene Magengeschwüre. Schafgarbe wird traditionell verwendet, um Blutungen und Menstruationsbeschwerden zu lindern. Sie eignet sich daher nicht für schwangere Frauen.

Trinken Sie jeden Tag schluckweise eine Tasse konzentrierte Abkochung, bis die Symptome abklingen, oder nehmen Sie zweimal täglich 3-5 Tropfen der Tinktur.

Zutaten

30 g Schafgarbe (I Chi Kao)
60 g Ingwerwurzel (Jaing)

Zubereitung

Bereiten Sie eine Abkochung oder ein Tinktur zu (siehe Seite 108 und 109).

Natürliches Deodorant

Neuere Studien lassen darauf schließen, dass der tägliche Gebrauch von synthetischen Sprays, zum Beispiel Deodorants und Raumsprays, die Häufigkeit von Durchfällen bei Kindern um 30 Prozent erhöht und auch der Gesundheit der Mutter schadet. Deodorants enthalten oftmals Aluminiumchlorid, ein Narkotikum, das die Haut reizt und dessen langfristige Wirkungen unbekannt sind. Auch stehen etliche Inhaltsstoffe von Deodorants und Raumsprays im Verdacht, krebserregend und organschädigend zu sein.

Es ist ein verbreiteter Irrtum, dass Schweiß unangenehm riecht. In Wahrheit ist er nahezu geruchlos. Den Geruch erzeugen Bakterien, die sich in einem warmen, feuchten Milieu wohl fühlen, also auch in den Achselhöhlen und an den Füßen. In einem alkalischen Milieu können sie nicht überleben. Wenn Sie also den pH-Wert ändern, beseitigen Sie zugleich den lästigen Geruch. Backpulver (Natriumbikarbonat) ist der Hauptbestandteil des natürlichen Deodorants, das Bakterien hemmt. Es ist nur für den äußere Gebrauch bestimmt.

Zutaten

½ Teelöffel Backpulver
½ Teelöffel Talkumpuder
Eine kleine Menge parfümierte Hautcreme (wenn gewünscht)

Zubereitung

Mischen Sie Backpulver und Talkum. Wenn Sie größere Mengen zubereiten, bewahren Sie die Mischung an einem trockenen Ort in einem Talkumspender auf, damit sie nicht verklumpt. Streuen Sie reichlich Pulver auf die Füße und unter die Achseln. Sie können vorher Hautcreme auftragen, damit das Pulver besser haftet.

Deodorant für die Achselhöhlen

Mischen Sie einen halben Teelöffel Backpulver mit Ihrer Lieblingscreme, und tragen Sie die Mischung unter den Achseln auf. Die Creme bindet das Backpulver und verleiht dem Deodorant einen angenehmen Duft.

Deodorant für die Füße und Schuhe

Mischen Sie eine Portion Backpulver mit einer Portion Talkumpuder, und streuen Sie die Mischung auf die Füße und in die Schuhe. Es beseitigt Gerüche, die sich an den Füßen oder in den Schuhen – besonders in Kunstlederschuhen – bilden.

Deodorant für die Teppichpflege

Sie können das Deodorant auch verwenden, um Gerüche in einem Teppich zu beseitigen. Streuen Sie es auf den Teppich, lassen Sie es eine Nacht einwirken, und saugen Sie es am nächsten Tag ab.

Kräuterarzneien gegen häufige Beschwerden

Die folgenden Rezepte helfen bei Alltagsproblemen – zum Beispiel Husten, Erkältungen und Kopfschmerzen – und fördern die Entschlackung.

Hustensaft

Auch Bittermandeln und Süßmandeln bekommen Sie in Chinaläden. Sie werden oft als nördliche oder südliche Mandeln bezeichnet. Rohe Mandeln, vor allem die bitteren, enthalten Blausäure, die leicht giftig ist. Bei höheren Temperaturen zerfällt die Blausäure jedoch; darum ist eine Abkochung mit Mandeln ungefährlich. Man verwendet Mandeln, um Schleim zu lösen und Husten zu lindern.

Schütten Sie die Mandeln in eine Schale mit heißem Wasser, und lassen Sie sie fünf Minuten einweichen. Entfernen Sie dann die braune Haut von den Kernen. Hacken Sie Rohrzucker in etwa 5 cm lange Stücke, und schneiden Sie diese in Scheiben. Congongraswurzeln vertreiben Hitze (Fieber), lindern Husten und sorgen für einen ausgeglichenen Wasserhaushalt. Möhren sind ein natürliches Beruhigungsmittel. Sie unterstützen die Lungen, lindern Husten und vertreiben Hitze. Dieses Rezept ist ein sehr wirksames Hustenmittel bei Erkältungen, Grippe und Asthma.

Zutaten

10–15 Bittermandeln (Nan Hsing Jen)
10–15 Süßmandeln (Bei Hsing Jen)
1 Stange Rohrzucker
30 g Congongraswurzeln (Mao Ken)
1 große Möhre

Zubereitung

Bereiten Sie eine Abkochung zu (siehe Seite 108).

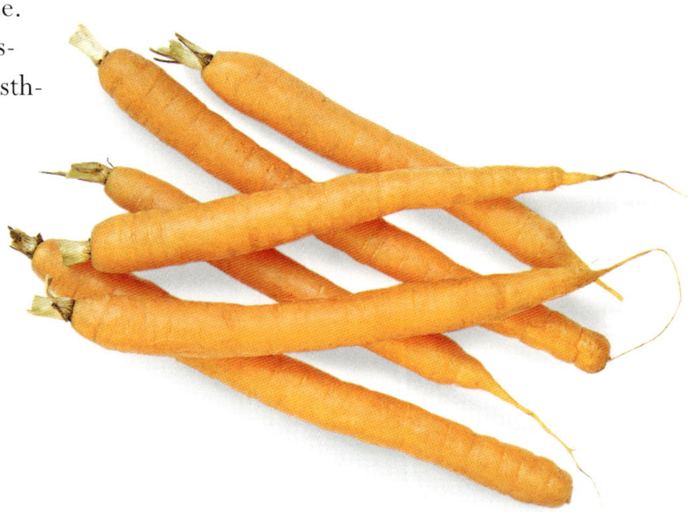

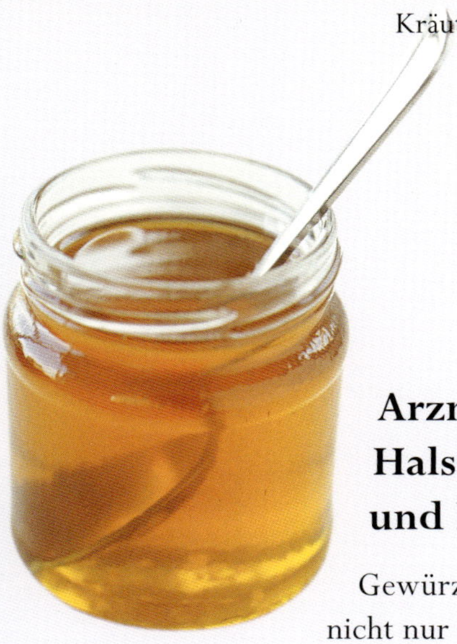

Arznei gegen Halsschmerzen und Erkältung

Gewürznelken werden nicht nur zum Kochen und Backen verwendet, sondern auch (vor allem als Nelkenöl) zur Linderung von Zahnschmerzen. Nelken wirken schmerzstillend und desinfizierend; außerdem lindern sie Erbrechen bei Kindern. Sie wirken daher vorzüglich bei bakteriellen Halsentzündungen. Dass Honig beruhigt und Schmerzen lindert, ist seit langem bekannt. Zusammen mit Zitrone lindert er Erkältungen. Diese Arznei hilft auch bei Heuschnupfen. Sie können Ingwerwurzeln dazugeben, wenn eine Erkältung oder Grippe die Halsschmerzen verursacht hat. Mandarinenschalen lösen Schleim. Trinken Sie eine reichliche Menge der Abkochung, bis die Symptome abgeklungen sind.

Zutaten

5–10 Gewürznelken (Ding Xiang)
1 Esslöffel Honig
½ Zitrone, in Scheiben geschnitten
2–3 Scheiben Ingwerwurzel (Jaing), wenn gewünscht
kleine Stücke Mandarinenschalen (Chen Pi), wenn gewünscht

Zubereitung

Bereiten Sie eine Abkochung zu (siehe Seite 108).

Kopfschmerzen, Grippe und Verschleimung

Löwenzehn lindert Fieber und Verschleimung. Holunder wird traditionell bei Knochenbrüchen verwendet. Er stärkt den Kreislauf und lindert Schmerzen. Pfefferminze wirkt schweißtreibend und fiebersenkend. Schafgarbe ist eine vorzügliche Arznei bei Erkältungen, Grippe und Fieber; sie wirkt schweißtreibend, setzt die Menstruation in Gang und heilt Fibroadenome. Schwangere sollten die Schafgarbe meiden. Mandarinenschalen lösen Schleim.

Trinken Sie die frische, heiße Abkochung langsam und schluckweise Honig verbessert den bitteren Geschmack und verstärkt die beruhigende Wirkung.

Zutaten

1 Teelöffel Löwenzahn (Po Gong Ying)
1 Teelöffel Holunder (Chieh Ku Mu)
1 Teelöffel Pfefferminze (Bo He)
1 Teelöffel Schafgarbe, *Achillea sibirica ledeb* (I Chi Kao)
2–4 Scheiben Ingwerwurzel (Jaing)
kleine Stücke Mandarinenschalen (Chen Pi), wenn gewünscht
Honig, wenn gewünscht

Zubereitung

Bereiten Sie eine Abkochung zu (siehe Seite 108).

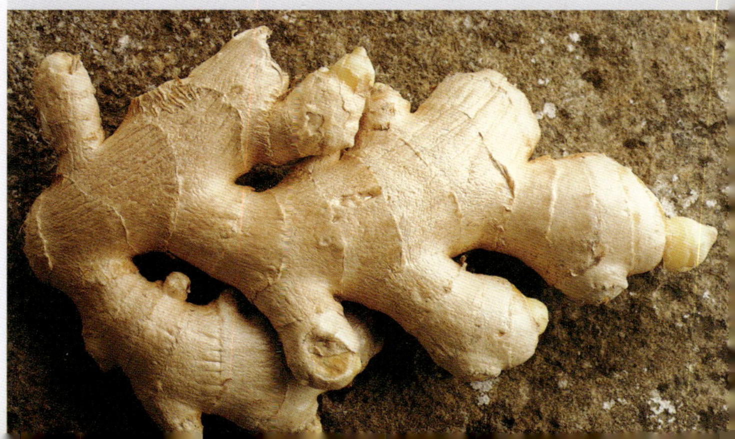

Die Stärkung des Qi

Qi wird durch Entschlackung und nahrhafte Arzneien gestärkt. Reinigen Sie zuerst das Blut, um Gifte und schlechtes Qi zu entfernen. Überschüssiges Qi stört das Gleichgewicht im Organismus und führt zu Energiestaus.

Zu viel Leber-Qi (Holz) unterdrückt beispielsweise das Milz-Qi (Erde) und löst Kopfschmerzen, Appetitlosigkeit und Brustschmerzen aus. Die Entgiftung mit Kräutern wirkt am besten, wenn Sie fasten. Wählen Sie eines der folgenden Rezepte aus, oder kombinieren Sie beide, um die Wirkung zu verdoppeln. Sobald das schlechte Qi und die Gifte ausgeschieden sind, sollten Männer Ginseng und Frauen Dong Quai nehmen, um den Körper zu kräftigen und das Qi zu harmonisieren.

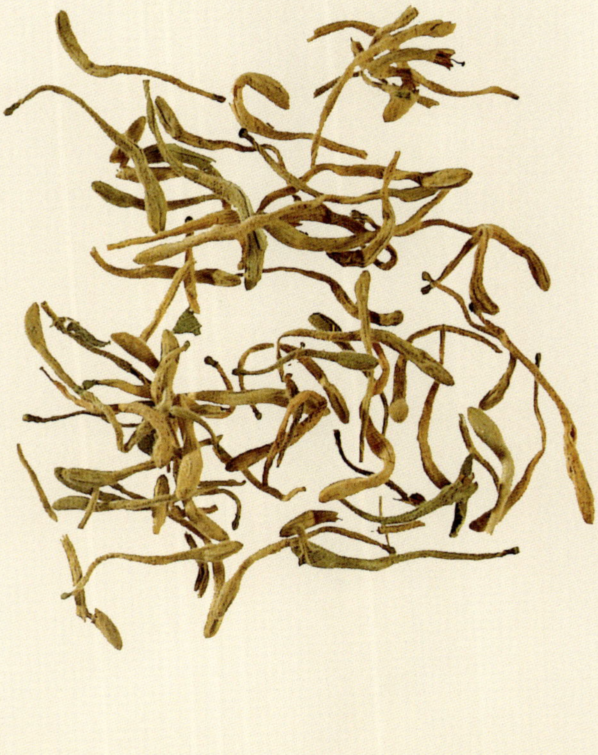

Blutreinigung und Entschlackung 1

Dieses Rezept ergibt eine konzentrierte Abkochung, die Sie verdünnen und in reichlichen Mengen trinken können, am besten während einer Fastenkur. Die Arznei reinigt das Blut, fördert den Kreislauf und den Qi-Fluss und stärkt das Immunsystem bei Erkältungen, Grippe und Allergien. In der chinesischen Medizin gelten diese Kräuter als kühl. Deshalb ist die Abkochung sehr wirksam bei Fieber, Entzündungen, rheumatischen Schwellungen, Hämorrhoiden und Verstopfung. Baldrian und Geißblatt werden auch im Westen häufig angewandt. Baldrian ist ein vorzügliches Heilkraut. Der Tee wird traditionell benutzt, um Wunden zu waschen. Süßholzwurzeln vertreiben Hitze, entgiften und stärken die Milz und den Magen.

Zutaten

1 Teelöffel Baldrian (Ku Cao)
1 Teelöffel Geißblatt (Jin Yin Hua)
1 Teelöffel weiße Chrysanthemenblüten (Bai Ju Hua)
3–4 Scheiben Süßholzwurzeln (Gan Cao), wenn gewünscht

Zubereitung

Bereiten Sie eine Abkochung zu (siehe Seite 108).

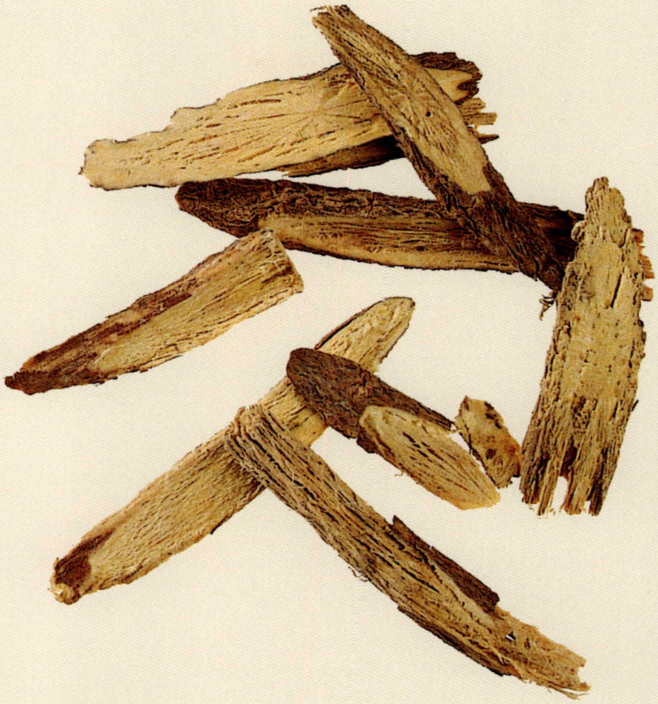

Blutreinigung und Entschlackung 2

Wenn es in Ihrer Nähe keine chinesischen Geschäfte gibt, ist dieses Rezept eine sehr gute Alternative, weil Sie die Zutaten leicht beschaffen können – vielleicht wachsen sie sogar als »Unkraut« im Garten. Auch in Reformhäusern sind diese Kräuter erhältlich. Wenn Sie frische Kräuter pflücken, nehmen Sie die ganzen Pflanzen mit der Wurzel. Löwenzahn wirkt harntreibend. Er und die anderen Zutaten gelten als kühl und vertreiben daher heißes Qi. Chinesische Kräuterkundler verwenden Löwenzahn häufig, um Schwellungen und Tumore zu behandeln. Studien in China, Japan und Korea bestätigen die Wirkung des Löwenzahns bei Krebs.

Neuere Studien in den USA belegen, dass Löwenzahn und Brennnessel Retinoide enthalten, Substanzen, die dem Vitamin A ähneln und vor Brustkrebs schützen können. Die Distel fördert die Gallenbildung und wird im Westen traditionell bei Leberkrankheiten angewandt. Neuere Studien deuten darauf hin, dass die Distel Hepatitis und Leberzirrhose sowie Prostata- und Dickdarmkrebs hemmt.

Zutaten

1 Teelöffel Distel (Hsiao Chi)
1 Teelöffel Löwenzahn (Po Gong Ying)
1 Teelöffel Brennnessel (Hsieh Tzu Cao)
3–4 Scheiben Süßholzwurzel (Gan Cao)

Zubereitung

Bereiten Sie eine Abkochung zu (siehe Seite 108).

Tonika für die sexuelle Vitalität

In diesem Abschnitt stelle ich Kräuter vor, die das Wohlbefinden steigern und Tonika, die menstruierenden Frauen helfen sowie Impotenz heilen können.

Sexuelle Vitalität für Männer

Ginseng, das Kraut der Langlebigkeit, wird von chinesischen Ärzten seit langem verordnet. Er ist als wirksames Mittel gegen Reizbarkeit, Erschöpfung und andere Nervenleiden bekannt. Außerdem stärkt er das Immunsystem, verbessert das Denk- und Sehvermögen und kräftigt den Körper. Neuere Studien bestätigen diese Wirkungen.

- Ginseng verhindert, dass freie Radikale Zellen zerstören.
- Er enthält Substanzen wie Phenol und Maltol, die Stress lindern und die Alterung bremsen.
- Er stärkt das Immunsystem im Kampf gegen Tumore und Krebszellen.
- Er verbessert den Fettstoffwechsel und beugt der Arteriosklerose und dem Bluthochdruck vor.
- Er verhindert Magengeschwüre und verbessert die Durchblutung der Magenschleimhaut.
- Er fördert die Aktivität des Gehirns und die seelische Stabilität.

Ginseng ist jedoch vor allem als Mittel gegen Impotenz und als Aphrodisiakum berühmt. Er steigert den Geschlechtstrieb und sorgt für stärkere Erektionen. Die sexuelle Vitalität ist ein wichtiger Aspekt, wenn wir jung bleiben wollen. Aber die taoistische Einstellung dazu wird oft missverstanden. Manche Texte deuten an, dass der Mann beim Sex auf eine Ejakulation verzichten soll, um länger zu leben. Sie setzen das Sperma mit Jing gleich, der Essenz des Lebens, und behaupten, es werde vom Körper absorbiert und ernähre das Gehirn. In Wahrheit verhilft uns diese Methode, das »Töten des weißen Tigers«, nicht zu einem längeren Leben. Sie entstand wahrscheinlich im alten China und sollte die sexuelle Lust des Mannes verlängern, so dass er mehr Frauen erobern konnte. Damals war China ein von Män-

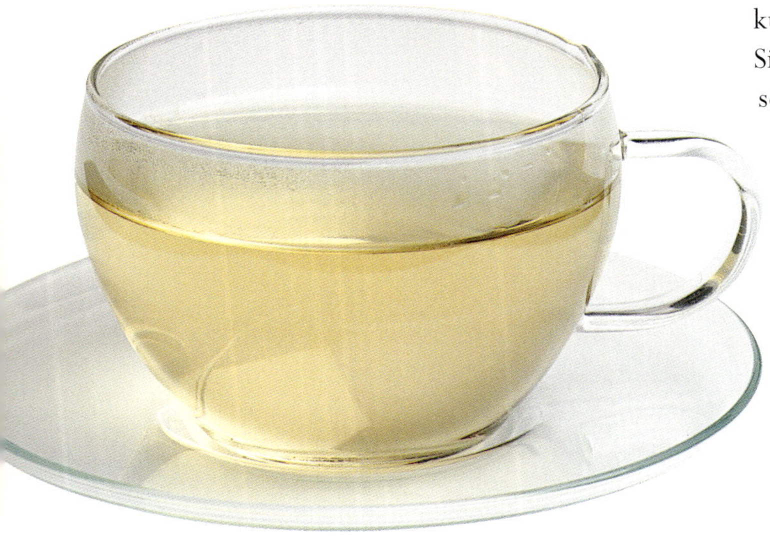

nern beherrschtes feudalistisches Land und Polygamie die gesellschaftliche Norm. Heute ist diese Methode töricht, unwissenschaftlich und abergläubisch.

Wer die Ejakulation unterdrückt, verletzt das fundamentale taoistische Prinzip der Ausgewogenheit. Das Tao Te Jing erklärt: »Sei leer, und du wirst gefüllt.« Mit anderen Worten: Wenn Sperma ejakuliert wird, bildet sich mehr Sperma. Die Natur hat diesen Zyklus gewollt, und Taoisten folgen der Natur: Wu Wei ist das natürliche Tao. Eine sexuelle Verjüngung erreichen Sie am besten mit der alchemistischen Meditation und den ergänzenden Übungen, vor allem mit der Dan-Tien-Massage (Mo Dan Tien), der Rückenmassage (Mo Bei) und dem Zusammenbeißen der Zähne (Kou Chi). Diese alten Übungen steigern die sexuelle Vitalität enorm.

Natürliche Ergänzungsmittel wie Vitamin C, Vitamin E, Zink, Lezithin und Kürbiskerne fördern die Potenz und schützen vor Prostatakrebs. Sie können auch das Kräutertonikum rechts verwenden; es enthält koreanischen Ginseng (Kao Li Shen), der viele vitalisierende Eigenschaften hat. Das Tonikum verjüngt die männlichen Fortpflanzungsorgane und fördert die Produktion von Sperma und Geschlechtshormonen.

Ginsengtonikum für Männer

Sie können die Zutaten in den meisten China- und Kräuterläden kaufen. Hong Zao, Huai Shan und Gou Qi Zi werden oft gemischt als nahrhafte Suppenzutaten verkauft. Sie stärken die Verdauung und fördern die Resorption des Ginsengs. Huai Shan und Gou Qi Zi werden traditionell bei sexuellen Störungen wie Impotenz angewandt. Ingwer können Sie beigeben, um den Magen zu wärmen und die Verdauung zu unterstützen. Am besten trinken Sie die Abkochung wie heiße Suppe. Die Kräuterzutaten können Sie natürlich auch essen.

Zutaten

50–60 g koreanischer roter Ginseng (Kao Li Shen)
3–4 Datteln oder Jujube (Hong Zao oder Da Zao)
5–6 Stück Yam (Huai Shan)
5–10 g Bocksdornfrüchte (Gou Qi Zi)
2–3 Scheiben Ingwerwurzel (Jaing), wenn gewünscht

Zubereitung

Bereiten Sie eine Abkochung zu (siehe Seite 108).

Sexuelle Vitalität für Frauen

Der Sexualzyklus der Frau wird vom Terminkalender der Natur bestimmt. Von der Pubertät bis zur Menopause regt die Hypophyse die Ovarien an, Östrogen und Progesteron zu produzieren. Diese Hormone bereiten die Frau auf die Empfängnis und die Mutterschaft vor und lösen den Eisprung und den Menstruationszyklus aus. Das hormonelle Gleichgewicht hat eine tief greifende Wirkung auf das körperliche und seelische Wohlbefinden der Frau, und zwar während ihres ganzes Lebens.

Dong Quai (Engelwurz) wird auch Tang Kuei oder Dong Gui genannt. Die Wurzel der Pflanze wird in China, Japan und Korea seit Jahrtausenden verwendet, um Menstruationsstörungen zu lindern. Dong Quai ist das populärste Tonikum nach dem Ginseng. Manche Menschen nennen es sogar Ginseng für Frauen. Es beruhigt und stärkt das Blut. Man behandelt damit viele Frauenbeschwerden:

- Es hilft bei unregelmäßiger Menstruation.
- Es lindert Menstruationsschmerzen und sorgt für eine gesunde Schwangerschaft und eine leichte Niederkunft.
- Es lindert das prämenstruelle Syndrom.
- Es bringt den normalen Zyklus in Gang, wenn eine Frau die Pille absetzt.

Dong Quai wird seit langem angewandt, um den Kreislauf zu stärken, Blutergüsse aufzulösen und (bei Männern und Frauen) den Schlaf zu fördern. Neuere Studien belegen, dass Dong Quai Gesundheit und Langlebigkeit fördert. Das hat mehrere Gründe:

- Es erweitert die Herzgefäße und steigert die Durchblutung des Herzens, so dass Blutdruck, Puls und Atemfrequenz sinken.
- Es beugt der Atherosklerose vor.
- Es stärkt das Immunsystem, weil es Entzündungen hemmt und antibakteriell wirkt.
- Es senkt den Cholesterinspiegel bei Versuchstieren und erhöht ihre Lebenserwartung.

Das Dong-Quai-Tonikum fördert die sexuelle Gesundheit der Frau nachhaltig. Aber eine natürliche Lebensweise ist ebenso wichtig, um sexuell vital und seelisch im Gleichgewicht zu bleiben:

- Ernähren Sie sich ausgewogen (am besten vegetarisch). Essen Sie wenig Fleisch und reichlich Obst und Gemüse, besonders Grüngemüse. Tierisches Eiweiß erhöht die Kalzium-, Oxalat- und Harnsäureausscheidung. Die Folge sind Nierensteine und Kalziummangel. Kalziummangel ist die Hauptursache der Osteoporose nach der Menopause.

- Trinken Sie Möhrensaft, um die Vitamin-A-Zufuhr zu steigern. Vitamin A lindert das prämenstruelle Syndrom.
- Essen Sie reichlich Getreide, Samenkerne, Nüsse, Bohnen und Tofu, damit Sie genügend Magnesium, Zink und Lezithin sowie die Vitamine B, D, E und K zu sich nehmen. Tofu enthält Flavonoide und Polyphenole, die den Knochenabbau bremsen, hormonabhängigen Tumoren vorbeugen und Hitzewallungen während der Wechseljahre lindern.
- Nehmen Sie natürliche Ergänzungsmittel ein: Kelp, Bierhefe und Omega-3-Öle. Diese Öle verhindern Brustkrebs und lindern Menstruationsstörungen.
- Verzichten Sie auf Kaffee, Fabrikzucker und Weißmehlprodukte, um Stimmungsschwankungen, Schmerzen in den Brüsten und Migräne vor und während der Menstruation zu verhindern.
- Die alchemistische Meditation und die Massage des Dan Tien und der Nierengegend verjüngen und vitalisieren die Geschlechtsorgane. Trainieren Sie die Beckenbodenmuskeln durch die Übung »Kiefer- und Beckenboden-Training« (Kou Chi). Das steigert die sexuelle Lust und verhindert einen Gebärmuttervorfall in höherem Alter.

Dong-Quai-Tonikum für Frauen

Abgesehen vom Dong Quai und der Pfingstrosenwurzel sind alle Zutaten die Gleichen wie im Rezept für Männer. Die Pfingstrosenwurzel hilft bei unregelmäßigen oder starken Menstruationen. Dieses Tonikum sorgt für ausgewogenes Qi und gesundes Blut, und es fördert die sexuelle Vitalität, die Fruchtbarkeit und die Langlebigkeit. Am besten trinken Sie die Abkochung wie heiße Suppe. Die Kräuterzutaten können Sie natürlich auch essen.

Zutaten

10–12 Scheiben Engelwurzel (Dong Quai)
½ koreanische rote Ginsengwurzel (Kao Li Shen)
3–4 Datteln oder Jujube (Hong Zao oder Da Zao)
5–6 Stück Yam (Huai Shan)
5–10 g Bocksdornfrüchte (Gou Qi Zi)
2–3 Scheiben Ingwerwurzel (Jaing), wenn gewünscht
5–6 Stück Pfingstrosenwurzel (Bai Shao), wenn gewünscht

Zubereitung

Bereiten Sie eine Abkochung zu (siehe Seite 108).

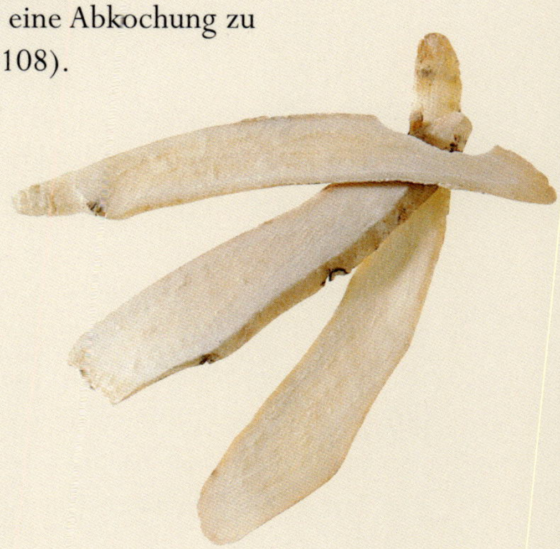

Spirituelle Unsterblichkeit

Was hat Sie an diesem Buch besonders interessiert? Vielleicht fasziniert Sie der Gedanke, jung und gesund zu bleiben, lange zu leben und unsterblich zu werden. Oder streben Sie nach spirituellem Wissen? Oder wollen Sie nur eine neue Richtung im Leben einschlagen?

Einerlei, warum Sie dieses Buch lesen, Sie sind gewiss neugierig, sehnen sich nach Wissen und wollen Ihr Leben ändern. Sie können Gesundheit, langes Leben und spirituelles Glück erreichen, wenn Sie das taoistische Programm der Unsterblichkeit befolgen und dadurch Ihr Leben transformieren. Wie weit sind Sie schon gekommen? Fühlen Sie sich inspiriert, wollen Sie weiter meditieren und gesund leben, um ein neuer Mensch zu werden? Oder fühlen Sie sich überwältigt von den vielen Informationen und wissen nicht, wo Sie anfangen sollen? Wahrscheinlich trifft beides zu. Vielleicht fragen Sie nun: »Was soll ich als Nächstes tun?« oder »Wo soll ich beginnen?«

Da Sie dieses Buch lesen, haben Sie bereits eine Reise angetreten, die Ihr Leben verändern wird. Es ist eine Reise der Transformation, die den Körper verjüngt, das Denkvermögen verbessert und den Geist erleuchtet. Auch Sie können ein positiv denkender, glücklicher, strahlender, fürsorglicher, schöpferischer, mitfühlender Mensch werden, der ganzheitlich denkt, niemanden verurteilt und seinen Beitrag zum Wohl der Gesellschaft leistet. Es ist eine Reise, die Sie von Stress, Sorgen, Krankheit, Egoismus, negativen Emotionen und Todesfurcht befreit. Ich beglückwünsche Sie zu Ihrer Entscheidung!

Der Entschluss, sein Leben zu ändern, kann anfangs Furcht auslösen, es sei denn, Sie haben ein klares Ziel. Sie brauchen nicht jedem kleinen Schritt zu folgen, den dieses Buch beschreibt. Es ist besser, ein Programm zusammenzustellen, das zu Ihnen passt. Was lässt in Ihrem Leben am meisten zu wünschen übrig – die Ernährung, das Körpertraining oder Ihr persönliches Umfeld? Es ist vernünftig, zunächst Fehler in diesen Bereichen zu korrigieren. Jede Reise beginnt mit dem ersten Schritt, und wenn Sie sich Ihren Schwächen stellen, haben Sie sogar einen großen Sprung nach vorne gemacht. Sobald Sie wissen, wo Sie anfangen, zeigt der Aktionsplan (siehe rechts), wie Sie weitermachen.

Jede kleine Veränderung ist ein positiver Schritt, der Ihr Leben verbessert. Gehen Sie schrittweise vor, lesen Sie dieses Buch immer wieder, und setzen Sie das Gelernte in die Tat um – es wird bald ein Teil Ihres täglichen Lebens sein. Dann können Sie ein gesundes, seelisch ausgeglichenes und spirituell erwachtes Leben genießen. Und wenn Ihr Leben transformiert ist, sind Sie auf dem Weg zur Unsterblichkeit.

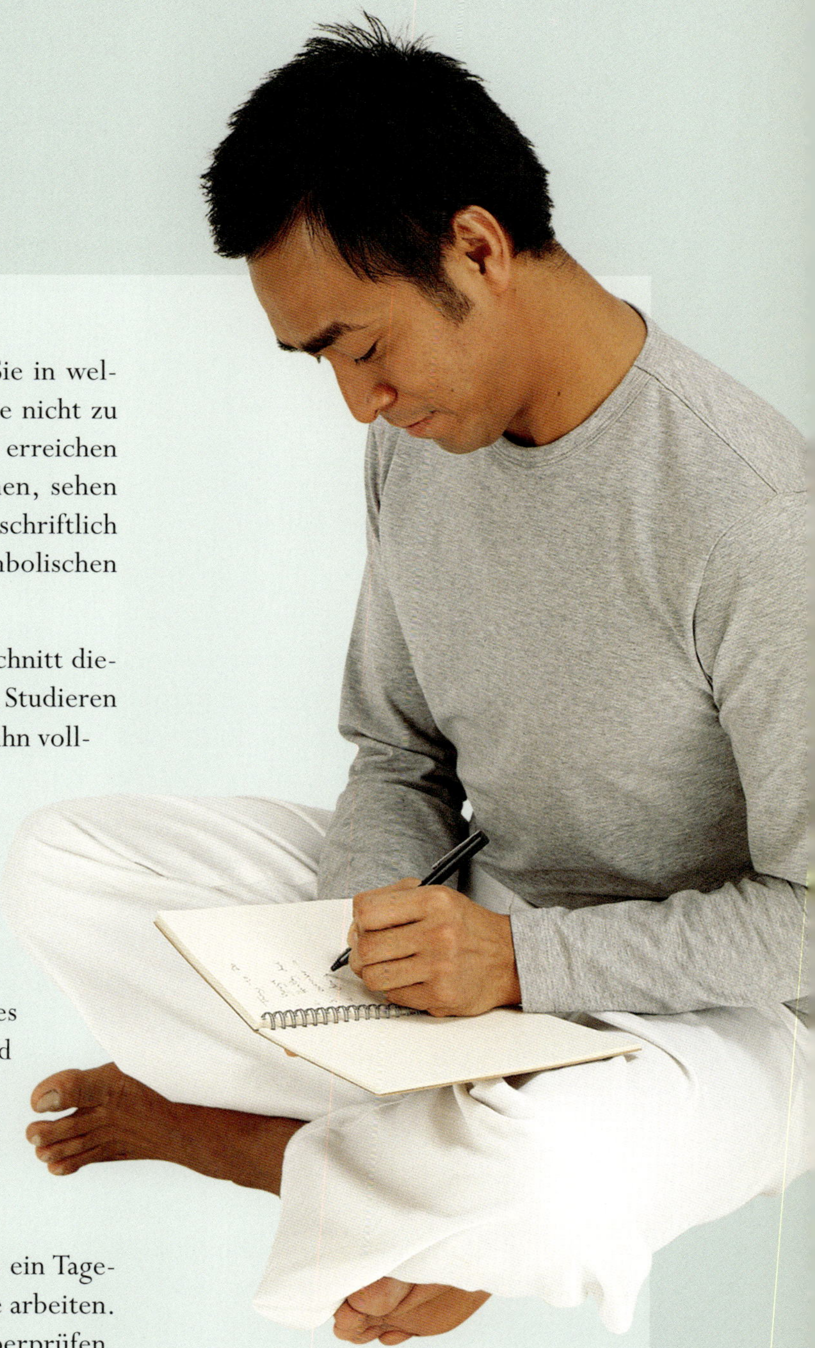

Der Aktionsplan

- Setzen Sie sich Ziele: Was wollen Sie in welchem Zeitraum erreichen? Seien Sie nicht zu ehrgeizig; überlegen Sie gut, was Sie erreichen können. Sobald Ihre Ziele feststehen, sehen Sie klarer, und wenn Sie Ihre Ziele schriftlich festhalten, schließen Sie einen symbolischen Vertrag mit sich selbst.
- Lesen Sie täglich einen kleinen Abschnitt dieses Buches, und arbeiten Sie daran. Studieren Sie jeden Abschnitt so lange, bis Sie ihn vollständig verstanden haben.
- Machen Sie die Übungen immer wieder.
- Widmen Sie sich jeweils nur einem Thema – zum Beispiel Ernährung, Körperpflege, persönliches Umfeld oder Körpertraining –, und versuchen Sie, täglich oder wöchentlich kleine Fortschritte zu machen, bis die Veränderungen Teil Ihres Lebens sind.
- Schreiben Sie einmal in der Woche ein Tagebuch über die Themen, an denen Sie arbeiten. So können Sie Ihren Erfolg besser überprüfen.

Das seelische Wohlbefinden

Heutzutage altern die Menschen vorzeitig. Es ist sonderbar, dass viele als Rentner gezwungen sind, sich so zu verhalten, wie die Gesellschaft es von ihnen erwartet.

Viele ältere Menschen ruhen sich in ihren letzten Jahren nur noch aus. Sie schauen sich wertlose Fernsehsendungen an oder spielen den ganzen Tag Domino oder Karten. Ihr Bekanntenkreis beschränkt sich auf ein paar andere Rentner, mit denen sie sich nur über die alten Zeiten oder über die Nachbarn unterhalten.

Ein schöpferisches Leben

In Wahrheit sind Sie so alt, wie Sie sich fühlen. Ihre Einstellung und Ihre Bereitschaft, neue Freunde zu gewinnen, Neues zu lernen und kreativ zu sein, kann Ihre Lebenserwartung erhöhen. Manche Leute behaupten, sie seien zu alt für solche Aktivitäten oder zu alt, um sich unter junge Menschen zu mischen. Sie reden sich unbewusst ein, dass sie nicht mehr zur Gesellschaft gehören und nicht mehr leben wollen. Je mehr wir unser Gehirn trainieren, desto leistungsfähiger wird es – es ist wie mit den Muskeln und Knochen. Pflegen Sie also neue Interessen, suchen Sie neue Freunde, nehmen Sie neue Herausforderungen an, um Ihr Leben zu bereichern. Ihr Alter darf Sie nicht daran hindern, Freunde jeden Alters zu haben und ein produktives, schöpferisches Leben zu führen. Das Gehirn steuert alle körperlichen Aktivitäten; deshalb beeinflusst Ihre Einstellung zum Alter den Körper und die Seele. Kreative Projekte sind wichtig, um das Gehirn anzuregen; nur dann bleibt der Verstand jung, aktiv und wach. Anstatt den ganzen Tag fernzusehen, sollten Sie einem Verein beitreten, sich unter junge Leute mischen und ein neues Hobby ausprobieren, oder Sie beginnen Sie ein Studium, renovieren Sie Ihr Haus, oder lernen Sie, ein Musikinstrument zu spielen. Sie können sich auch einer Bürgerinitiative, einer karitativen Organisation oder einem Tierschutzverein anschließen. Ihr Gemeinschaftsgeist, Ihr soziales Engagement, Ihre Freundschaften und das Gefühl, Gutes zu tun, haben ebenfalls einen sehr positiven Einfluss auf Ihre körperliche und seelische Gesundheit. Sie brauchen nicht zu warten, bis Sie Rentner sind, um sich ein neues Hobby zuzulegen oder etwas Schöpferisches zu tun. Wenn Sie Spaß haben und kreativ und produktiv leben, macht Ihre positive Energie Sie glücklicher und gesünder.

Konstruktives und schöpferisches Denken kann negative Emotionen in positive verwandeln. Wenn Sie neue Herausforderungen annehmen, müssen Sie sich konzentrieren und positiv denken, und in dieser Hochstimmung kann Ihr kreatives Selbst sich entfalten. Sie empfinden tiefe spirituelle Zufriedenheit und Glück. Ein schöpferisches Leben ist Voraussetzung für körperliche, seelische und geistige Gesundheit. Es ermutigt Sie, aktiv und optimistisch zu bleiben und immer höhere Ziele anzustreben, um Ihr Potenzial voll zu nutzen.

Das Wunder der Musik

Musik und Klänge beeinflussen unsere Gefühle. Schon die Produzenten der Stummfilme wussten, dass Musik und Geräusche im Publikum Emotionen auslösen können – Freude, Furcht oder Wut, je nach Filmszene. Wissenschaftler bestätigen, dass Musik und harmonische Laute negative Gefühle beseitigen können. Deshalb wird die Wirkung der Musiktherapie immer mehr anerkannt.

Die Menschen reagieren positiv auf Schallschwingungen, Rhythmen und Resonanzen. Wenn Sie allerdings den ganzen Tag lang Presslufthämmer hören müssen, werden Sie mit Sicherheit nervös, wütend und gestresst. Harmonische klassische Musik bringt dagegen den ganzen Körper zum Schwingen und versetzt Sie in eine frohe Stimmung.

Die chinesischen Taoisten und die indischen Yogis nutzen Klänge seit Jahrtausenden, um Gesundheit und Harmonie zu erlangen. Die Taoisten beschreiben den Zusammenhang zwischen Gefühlen, Organen und Klängen in ihrer Fünf-Elemente-Synthese.

Fünf-Elemente-Synthese

Element	Organ	Gefühl	Reaktion
Holz	Leber/Gallenblase	Wut	Schreien
Feuer	Herz/Dünndarm	Freude	Lachen
Erde	Milz/Magen	Besessenheit	Singen
Metall	Lungen/Dickdarm	Traurigkeit	Jammern
Wasser	Nieren/Blase	Furcht	Seufzen

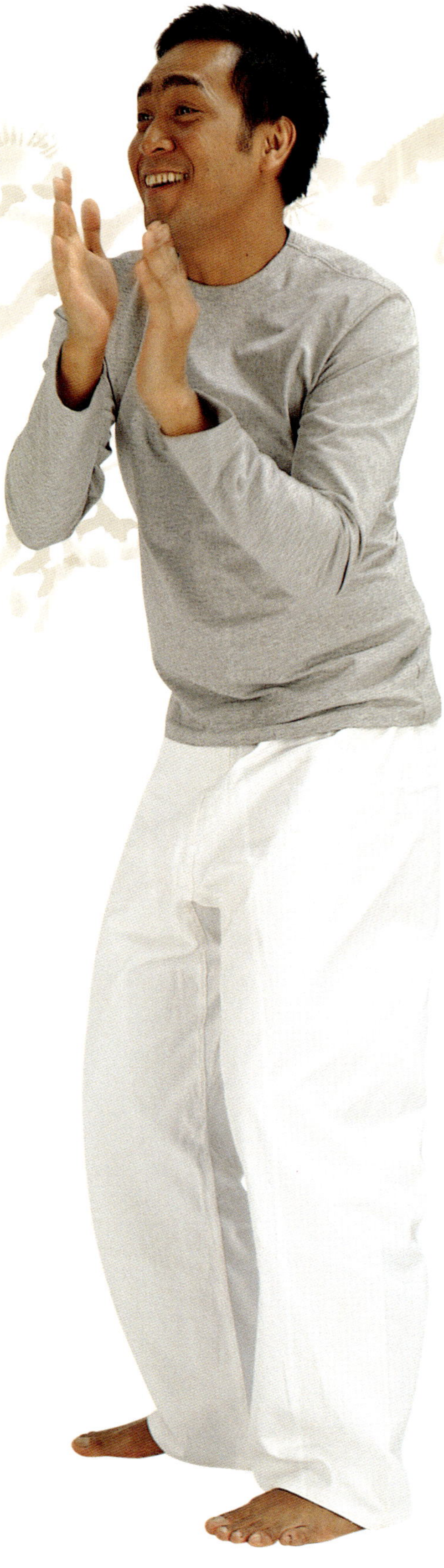

Die Taoisten entwickelten außerdem Qi Gong, die sechs heilenden Klänge, und benutzten sie, um Gefühle und innere Organe zu harmonisieren. Die Hindus heilen mit Mantras und erlangen mit ihnen das höhere Bewusstsein. Das Christentum und der Islam nutzen Psalmen und Sprechgesänge, um zu beten und zu heilen. Wenn Sie täglich ein frohes Lied singen, fördern Sie Ihr körperliches, seelisches und geistiges Wohlbefinden enorm. Beim Singen drücken Sie Gefühle aus. Singen Sie laut und mit Inbrunst – Sie werden überrascht sein, wie stark ein Lied die Stimmung verbessern kann. Begleiten Sie sich mit einem Instrument, wenn Sie können; dadurch verdoppeln Sie die heilende Energie. Der Wohl-

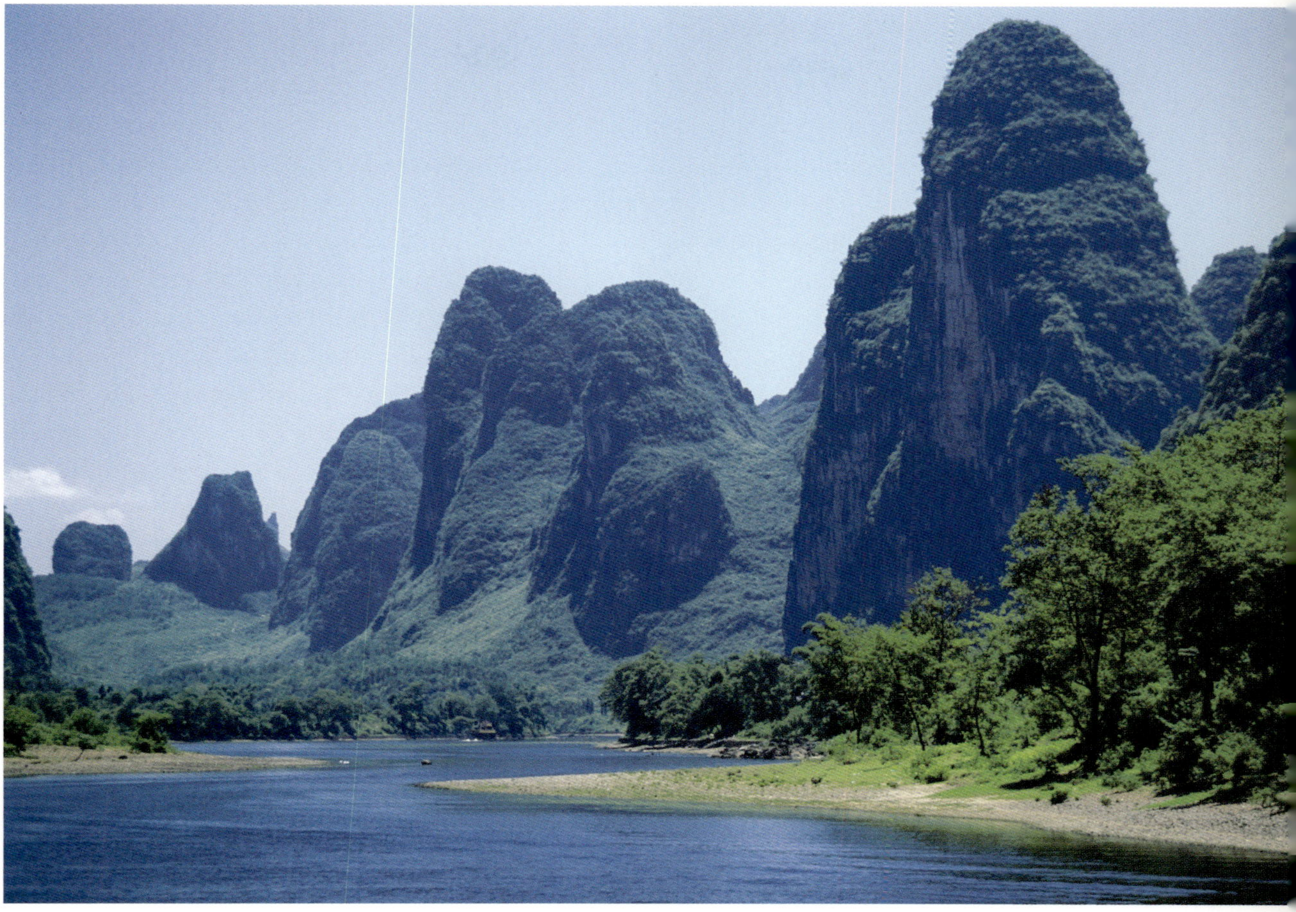

klang, die Resonanz, die schöpferische Inspiration, die Freude über das Vollbrachte und der künstlerische Ausdruck können tiefe Freude auslösen.

Lernen Sie, ein Instrument zu spielen. Sie brauchen keine Konzertreife, um von der Kreativität und Harmonie des Musizierens zu profitieren. Durch Singen und Musizieren können Sie sich selbst schöpferisch ausdrücken – Richtig oder Falsch gibt es hier nicht. Tanzen Sie, klatschen Sie mit den Händen, klopfen Sie mit den Füßen, wenn möglich im Rhythmus des Liedes, um ein ausdrucksvolles Crescendo zu erzeugen. Lassen Sie den Körper, die Seele und Ihr ganzes Wesen singen und schwingen, versinken Sie in Ihrer Musik. Singen, Tanzen und Musizieren sind das Natürlichste auf der Welt, wenn wir Glück ausdrücken oder teilen wollen. Treten Sie einem Gesangverein, einem Chor, einem Club der Opernfreunde oder einer Tanzgruppe bei, um Ihren Freundeskreis zu erweitern und kreativer zu leben. Seien Sie glücklich, feiern Sie, lassen Sie die Seele in der Harmonie der Lieder, Tänze und Bewegungen, in der Musik und im Lachen schwelgen.

Angehörige und Freunde

Die Bewohner Okinawas werden auch deshalb so alt, weil sie sich in ihrem Umfeld und in ihrer Religion geborgen fühlen. Die Gemeinde, ihre Freunde und ihre Spiritualität machen sie optimistisch, so dass sie mit Stress und mit dem Tod besser umgehen können. Maslow wies 1968 darauf hin, dass Liebe und das Gefühl, Teil einer Gemeinschaft zu sein, für den Menschen von großer Bedeutung sind. Wir alle brauchen jemanden. Niemand kann in der modernen Welt ohne zwischenmenschliche Beziehungen, Liebe und Unterstützung leben. Selbst Robinson auf seiner einsamen Insel brauchte Freitag.

Freunde und Angehörige heben die Stimmung und schenken Liebe und Beistand, wenn die Beziehung auf gegenseitigem Vertrauen, Respekt und bedingungsloser Liebe gründet. Andere Menschen können aber auch Depressionen, Traurigkeit und Einsamkeit bei uns auslösen, wenn die Beziehung von Misstrauen, Rivalität, Eifersucht oder Hass geprägt ist. George Burns sagte einmal: »Glück ist eine große, liebevolle, fürsorgliche, gut zusammenhaltende Familie in einer anderen Stadt.« Der Scherz hat einen wahren Kern: Wir alle brauchen Liebe, Fürsorge und Unterstützung, aber auch Unabhängigkeit und persönlichen Freiraum, damit wir nachdenken und wachsen können – einerlei, wie eng unsere Beziehungen und Freundschaften sind. Und in der westlichen Gesellschaft brauchen wir erst recht einen sehr großen Freiraum.

Um positive Beziehungen aufzubauen, müssen Sie lernen, Angehörige und Freunde so zu akzeptieren, wie sie sind. Keine Beziehung ist vollkommen. Sie können sich Ihre Freunde aussuchen, aber nicht Ihre Familie. Angehörige müssen eine Menge geben und nehmen, um harmonisch zu leben. Nächstenliebe beginnt zu Hause. Ihre Liebe muss eine reine Gabe des Herzens sein, aber Sie dürfen Ihre Angehörigen nicht ersticken, sondern müssen ihren persönlichen Freiraum respektieren, damit sie nachdenken und wachsen können. Verlangen Sie keine Gegenleistung – Ihre Liebe sollte bedingungslos und frei von Hintergedanken sein. Vergessen Sie auch nie, dass kein Mensch Ihnen gehört und dass jeder einen freien Willen hat. Gegenseitige Achtung erwächst vor allem aus Ihrem Respekt vor anderen. Ein Freund in der Not ist ein wahrer Freund. Ein wahrer Freund kann sich Ihnen anvertrauen, er kann Sie ermutigen, unterstützen und trösten, wenn Sie es am nötigsten haben. Ein schlechter Freund kann Sie in die Irre führen, ausbeuten und ruinieren. Seien Sie dankbar für echte Freundschaft, und erwidern Sie Güte und gute Taten.

Setzen Sie sich still hin, und denken Sie über Ihre Fehler nach. Diskutieren Sie nicht mit anderen über ihre Stärken und Schwächen. Ihre innere Harmonie beeinflusst Ihre äußere Umgebung und Ihre Mitmenschen. Ich habe einige Menschen behandelt, die nach dem Auszug ihrer Kinder chronisch depressiv wurden. Als Taoist müssen Sie verstehen, dass nichts ewig ist und dass alle Dinge sich ständig ändern. Wenn Sie mehr geben, weniger verlangen und loslassen lernen, machen Trennung und Abschied Sie nicht traurig. Bieten Sie als Erster Frieden an, wenn Missverständnisse auftreten. Überwinden Sie Ihren Stolz und den instinktiven Wunsch zu siegen. Niemand gewinnt einen Streit, wenn er Zwietracht sät.

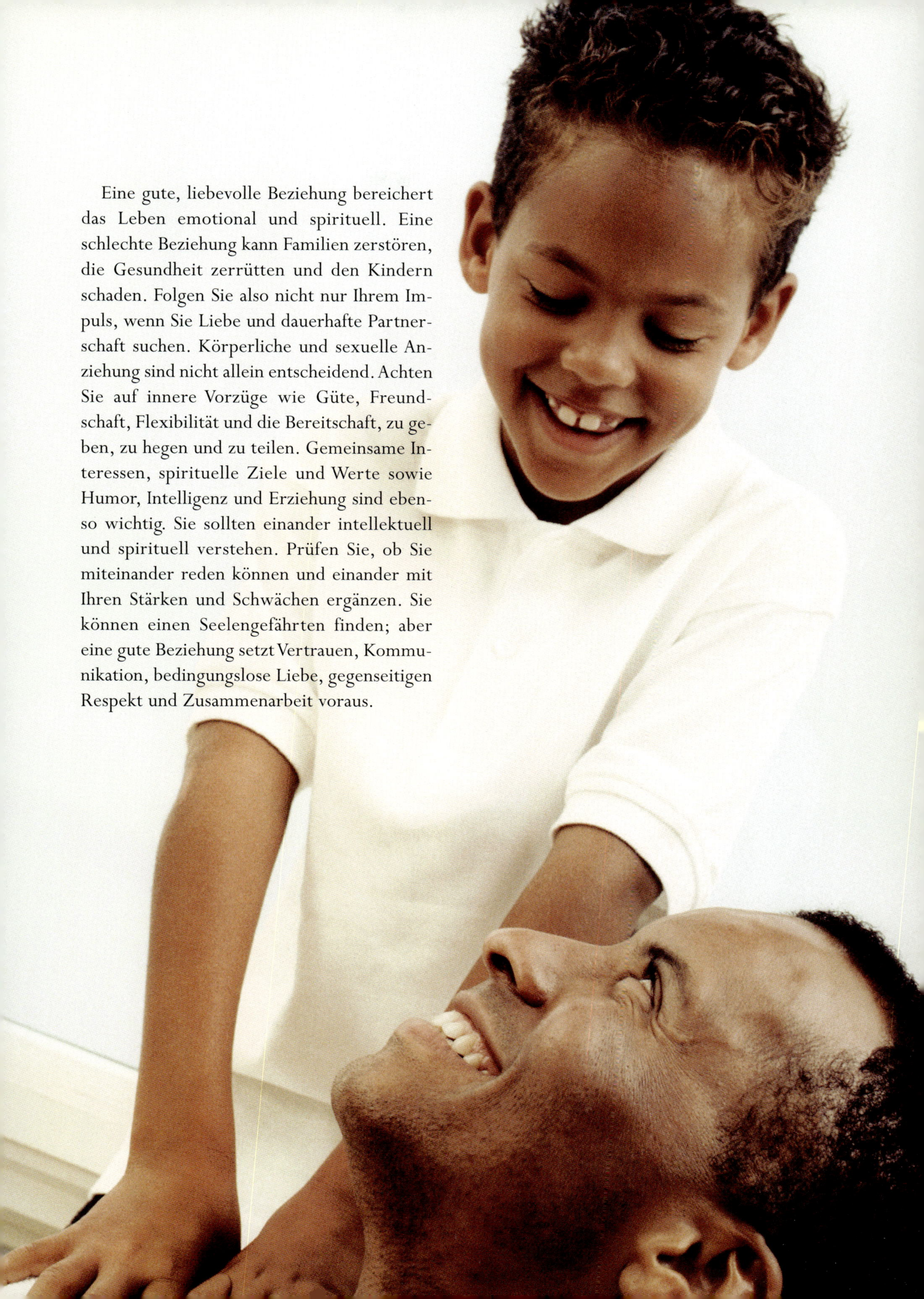

Eine gute, liebevolle Beziehung bereichert das Leben emotional und spirituell. Eine schlechte Beziehung kann Familien zerstören, die Gesundheit zerrütten und den Kindern schaden. Folgen Sie also nicht nur Ihrem Impuls, wenn Sie Liebe und dauerhafte Partnerschaft suchen. Körperliche und sexuelle Anziehung sind nicht allein entscheidend. Achten Sie auf innere Vorzüge wie Güte, Freundschaft, Flexibilität und die Bereitschaft, zu geben, zu hegen und zu teilen. Gemeinsame Interessen, spirituelle Ziele und Werte sowie Humor, Intelligenz und Erziehung sind ebenso wichtig. Sie sollten einander intellektuell und spirituell verstehen. Prüfen Sie, ob Sie miteinander reden können und einander mit Ihren Stärken und Schwächen ergänzen. Sie können einen Seelengefährten finden; aber eine gute Beziehung setzt Vertrauen, Kommunikation, bedingungslose Liebe, gegenseitigen Respekt und Zusammenarbeit voraus.

Ein Lächeln ist ein Geschenk

Lächeln Sie öfter! Wie ich bereits kurz erwähnt habe (siehe Seite 32), ist Lächeln der erste Schritt zum spirituellen Glück, zu guter Gesundheit und zur Langlebigkeit. Sie können ohne äußeren Grund glücklich sein, und Sie können traurig sein, weil Sie traurig sein wollen. Viele Menschen werden depressiv, weil sie gewohnheitsmäßig die Stirn runzeln und sich furchtsam verhalten.

Wenn Sie glücklich, traurig oder ängstlich sind, drückt Ihr Gesicht diese Emotionen aus. Der Gesichtsausdruck signalisiert dann dem Körper und dem Geist, auf diese Emotionen zu reagieren. Wenn Sie die Stirn runzeln, sagen Sie Ihrem Gehirn, dass Sie traurig sind oder sich Sorgen machen. Das Gehirn bestätigt diese emotionale Forderung mit einem Furchtreflex und weist den Körper an, die

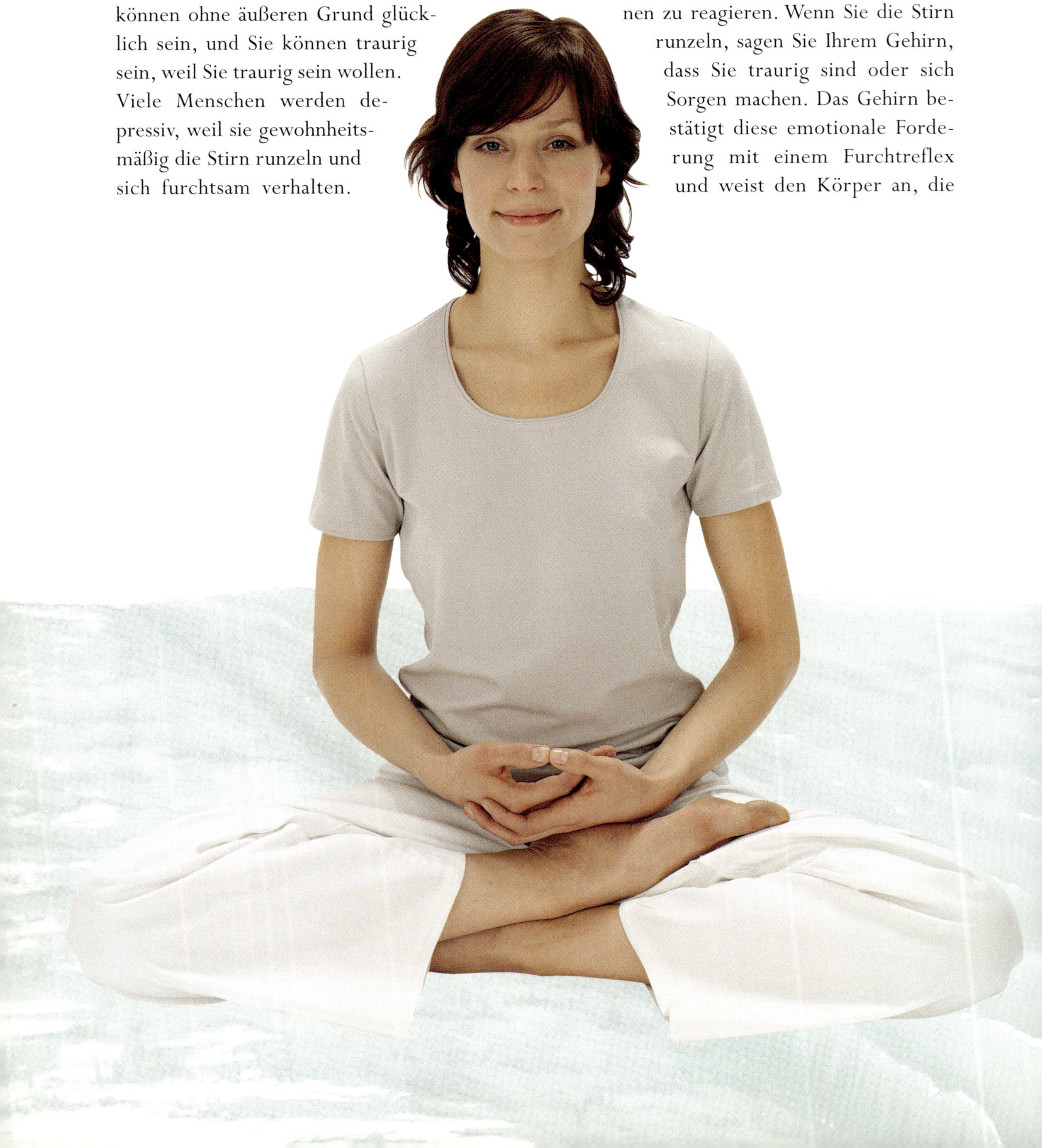

Schultern zu heben, zusammenzusinken und den Hals zurückzuziehen. Dadurch baut sich Spannung im Hals, in den Schultern und im Rücken auf, und Sie werden noch ängstlicher und niedergeschlagener. Dieser Furchtreflex verspannt die Muskeln. Das Stirnrunzeln und die Muskelspannung werden zur Gewohnheit, und es entsteht ein heimtückischer psychosomatischer Kreislauf. Deshalb fällt es manchen Menschen sehr schwer, eine Depression zu überwinden. Wenn Sie dagegen lächeln, entspannen sich die Gesichtsmuskeln, und das Gehirn übersetzt die körperliche Entspannung in Zufriedenheit und Glück. Dann weist es den Körper an, sich zu entspannen und aufrecht zu gehen.

Wenn Sie jemanden mit einem Lächeln oder einem Stirnrunzeln begrüßen, spiegelt er oder sie Ihre Gefühle unfreiwillig wider. Ihre Gefühle beeinflussen nicht nur Ihre Gesundheit und Ihr psychosomatisches Gleichgewicht, sondern auch Ihre Umwelt und die Menschen, mit denen Sie umgehen. Angenommen, Ihr Chef betritt stirnrunzelnd das Büro – wie reagieren Sie darauf? Wahrscheinlich fürchten Sie, etwas falsch gemacht zu haben, oder Sie glauben, Ihr Chef werde den ganzen Tag lang schlechte Laune haben. Sie lassen sich von den Gefühlen Ihres Chefs anstecken und drücken Ihre Besorgnis durch ein Stirnrunzeln aus. Daraufhin weist Ihr Gehirn den Körper an, die Gefühle durch Heben der Schultern und Zurückziehen des Halses zu reflektieren. Das Stirnrunzeln und die Muskelverspannungen werden zur Gewohnheit und veranlassen das Gehirn, sich noch mehr Sorgen zu machen. Wenn Sie dann Kunden begrüßen, sind Sie außerstande, Ihre negativen Emotionen abzuschütteln, egal, wie sehr Sie es versuchen. Sie setzen ein trauriges Lächeln auf und drücken durch Ihre Körpersprache Unbehagen aus. Welche Signale empfangen Ihre Kunden? Negative Gefühle und eine negative Körpersprache sind gewiss nicht geeignet, gute Geschäftsbeziehungen zu knüpfen.

Wenn Sie lächeln, sagen Sie Ihrem Unbewussten, dass Sie glücklich, ruhig, positiv, optimistisch, inspiriert, dankbar und spirituell zufrieden sind, denn das Unbewusste steuert die Gesichtsmuskeln und drückt Gefühle aus. Sofort entspannt sich Ihr Körper und richtet sich auf. Die Energie, die er ausstrahlt, wird positiv, offen, aufrichtig und dynamisch. Wenn Sie lächeln, lächelt die ganze Welt mit Ihnen. Die entspannten Gesichtsmuskeln signalisieren dem Körper, sich ebenfalls zu entspannen, und sie beruhigen den Geist. Und Sie zeigen anderen, dass Sie freundlich, zugänglich, selbstsicher und verlässlich sind. Lächeln hilft Ihnen, Beziehungen aufzubauen und Energie zu sparen. Die Harmonie in Ihrem Inneren und in Ihrer Umgebung verschafft Ihnen Zugang zu Ihrer spirituellen Natur. Machen Sie also diese einfache Übung, wenn Sie den Schlüssel zum wahren spirituellen Glück finden wollen: lächeln, lächeln, lächeln.

Spirituelles Wohlbefinden: Gesunder Körper, gesunder Geist

Neben der alchemistischen Meditation und den ergänzenden Übungen fördern auch andere taoistische Künste wie Tai Chi und Qi Gong die Gesundheit und die Langlebigkeit. Tai Chi und Qi Gong sind ganzheitliche Übungen für Körper, Seele und Geist.

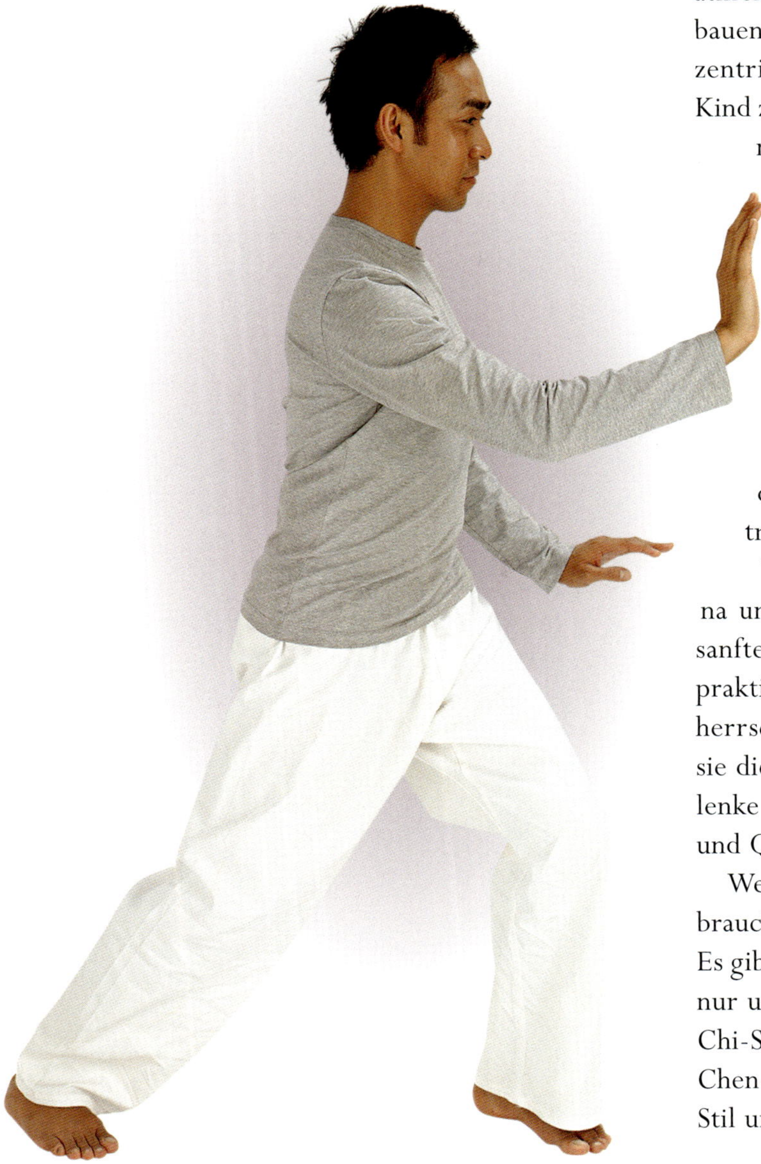

Wenn Sie allmählich tiefer und rhythmischer atmen und meditieren, werden Sie vitaler, bauen Stress ab und können sich besser konzentrieren. Sie lernen, den Körper wie ein Kind zu gebrauchen und sich natürlich und anmutig zu bewegen. Das verbessert das Gleichgewicht und die Haltung. Wir wissen, dass meditative Übungen Herz- und Gefäßerkrankungen, Atem- und Verdauungsprobleme sowie Nervenschwäche, Bluthochdruck und Stress lindern. Außerdem haben sie eine erstaunliche Wirkung auf die Konzentration und das Gedächtnis, auf das positive Denken und das Selbstvertrauen.

Tai Chi ist eine Kampfkunst, die in China und vielen südostasiatischen Ländern als sanfte, beruhigende, meditative Heilkunst praktiziert wird. Da sie perfekte Körperbeherrschung und Beinarbeit verlangt, bremst sie die Alterung, indem sie Knochen und Gelenke kräftigt. Auch im Westen werden Tai Chi und Qi Gong immer beliebter.

Wenn Sie Tai Chi richtig lernen wollen, brauchen Sie unbedingt einen seriösen Lehrer. Es gibt viele skrupellose Scharlatane, denen es nur um den Profit geht. Die beliebtesten Tai-Chi-Stile sind der Yang-Stil, der Chan- oder Chen-Stil, der Wu-Stil, der Sun-Stil, der Fu-Stil und die moderne Pekinger Kurzform, die auf dem Yang-Stil basiert. Hüten Sie sich vor Leuten, die behaupten, einen anderen Tai-Chi-Stil zu lehren – in neun von zehn Fällen handelt es sich um Schwindel. Als Bruce Lee in den siebziger Jahren im Westen bekannt wurde, tauchte plötzlich ein Hochstapler aus dem Nichts auf, gründete auf der ganzen Welt Schulen und unterrichtete pseudo-taoistische Künste und ein »Tai Chi à la Bruce Lee«.

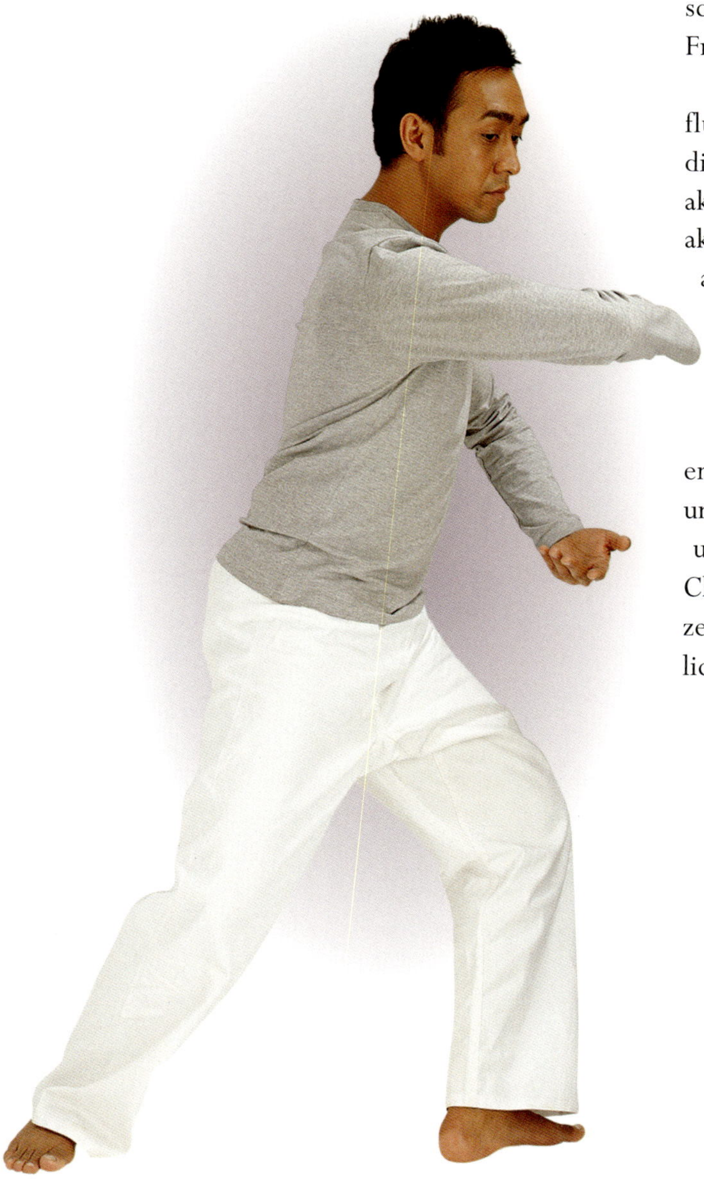

Das echte Tai Chi umfasst Stöße mit einer Hand und mit beiden Händen. Der Doppelstoß ist eine sehr schwierige Übung für zwei Personen, und die meisten Hochstapler können sie aus Büchern nicht erlernen. Ein Schüler muss den doppelten Handstoß mit einem Lehrer üben, damit er versteht, wie man sanfte Kraft und Qi nutzt. Echte Tai-Chi-Lehrer können die verborgene sanfte Kraft demonstrieren und mit einem scheinbar sanften Stoß einen Menschen quer durch einen Raum schleudern. Am besten üben Sie Tai Chi im Freien, zum Beispiel im Park oder im Garten.

Qi Gong (auch Chi Kung genannt) beeinflusst das Qi. Es gibt zwei Qi-Gong-Formen: die aktive (Dong) und die inaktive (Jing). Die aktive Form ähnelt den Yogaübungen, die inaktive den meditativen Haltungen. Einige der aktiven Übungen sind von den in diesem Buch beschriebenen ergänzenden Übungen abgeleitet. Qi Gong ist eine Heilkunst. Es fördert die Genesung und eignet sich vor allem für Kranke, die Kraft aufbauen müssen. Ein Qi-Gong-Meister kann die universelle Energie lenken, um Krankheiten und Wunden zu heilen. Da Qi Gong und Tai Chi eine taoistische Wurzel haben, unterstützen sie die alchemistische Meditation erheblich. Es sind faszinierende Künste.

Meditation und das tägliche Leben

Einmal fragte ein junger Chan- (Zen-) Schüler seinen Meister, wie er die Erleuchtung erlangen könne. Der Meister antwortete leise: »Achtsamkeit!« Der verdutzte Schüler erwiderte: »Meister, ich verstehe nicht.« Lächelnd rief der Meister laut: »Achtsamkeit! Achtsamkeit! Achtsamkeit!« Der Schüler kratzte sich am Kopf und gestand: »Ich verstehe immer noch nicht, was Ihr meint, Ehrwürdiger.« Der Meister sagte: »Mein Sohn, du bist überhaupt nicht achtsam.« Dann schloss er die Augen und versank in seine Meditation.

Meditation ist mehr als ein halbstündiges oder einstündiges tägliches Ritual in einer bestimmten Haltung und mehr als eine geistige Übung. Stille, Verinnerlichung, Innenschau und Energiekreislauf sind zweifellos ein wichtiger Teil der spirituellen Ausbildung. Aber die Meditation verlangt ständige Achtsamkeit gegenüber allen Dingen und Bewusstheit in jedem Augenblick des Lebens. Das heißt jedoch nicht, dass wir immer in einem veränderten Bewusstseinszustand leben sollen. Selbst ein Mönch oder Einsiedler muss gelegentlich aus der Meditation erwachen, um zu essen, zu trinken und Darm oder Blase zu entleeren. Wenn Ihre Wahrnehmung geschärft ist, begreifen Sie, dass es im täglichen Leben zwei Arten von Achtsamkeit gibt.

Einerseits müssen Sie Ihr tägliches Leben achtsam bewältigen, andererseits brauchen Sie eine innere, meditative Achtsamkeit. Sobald Sie die Kunst des Meditierens beherrschen, gehen beide Arten von Achtsamkeit ineinander über. Sie gehen wacher und aufmerksamer durchs Leben, und Ihre innere Welt ist besser mit der äußeren verbunden. Selbst im Wachzustand spüren Sie, wie Energie durch die Meridiane fließt, wenn auch nicht so deutlich wie in der Meditation. Ein Teil Ihres meditativen Bewusstseins wird zu einem erweiterten Bewusstsein, und selbst im Alltag werden Ihre Sinne schärfer.

Die Menschen in unserer modernen Gesellschaft leben in ihrer eigenen kleinen, begrenzten Welt; sie sind egozentrisch und haben einen engen Blickwinkel. Bei den meisten von uns ist der Tagesablauf genau geregelt. Bei unseren täglichen Verrichtungen sind wir unaufmerksam, und wir verbringen einen großen Teil unseres Lebens damit, die gleiche tägliche Routine abzuspulen – aufstehen, anziehen, einkaufen, Rechnungen bezahlen, fernsehen. Wir achten gar nicht mehr darauf. Wenn die Verhaltensmuster immer die Gleichen sind, werden sie mit der Zeit langweilig, unkreativ und sinnlos.

Meditation erweitert die Wahrnehmung, entfacht die Bewusstheit neu und schärft die Aufmerksamkeit über das Gewohnte hinaus. Dann kann das innere Bewusstsein das äußere umschließen. Wenn Sie achtsam sind, ist Ihnen bewusst, wie Sie sitzen, wie der Stuhl sich anfühlt, in welche Richtung Sie schauen und wie die Umgebung beschaffen ist. Beim

Gehen achten Sie auf Ihre Schritte, auf die Koordination, das Tempo und so weiter. Jede einfache tägliche Pflicht wird bedeutsamer; Sie arbeiten konzentrierter und sind mit Ihrem inneren Wesen verbunden. Die schärferen Sinne nehmen die Umwelt klarer, farbiger, dynamischer und sinnlicher wahr als vor dem Beginn Ihrer Meditationspraxis. Das erweiterte Bewusstsein macht Sie intuitiver, aufmerksamer, einfühlsamer, empfindsamer und mitfühlender, so dass Sie besser auf Ihre äußere Umgebung eingestimmt sind.

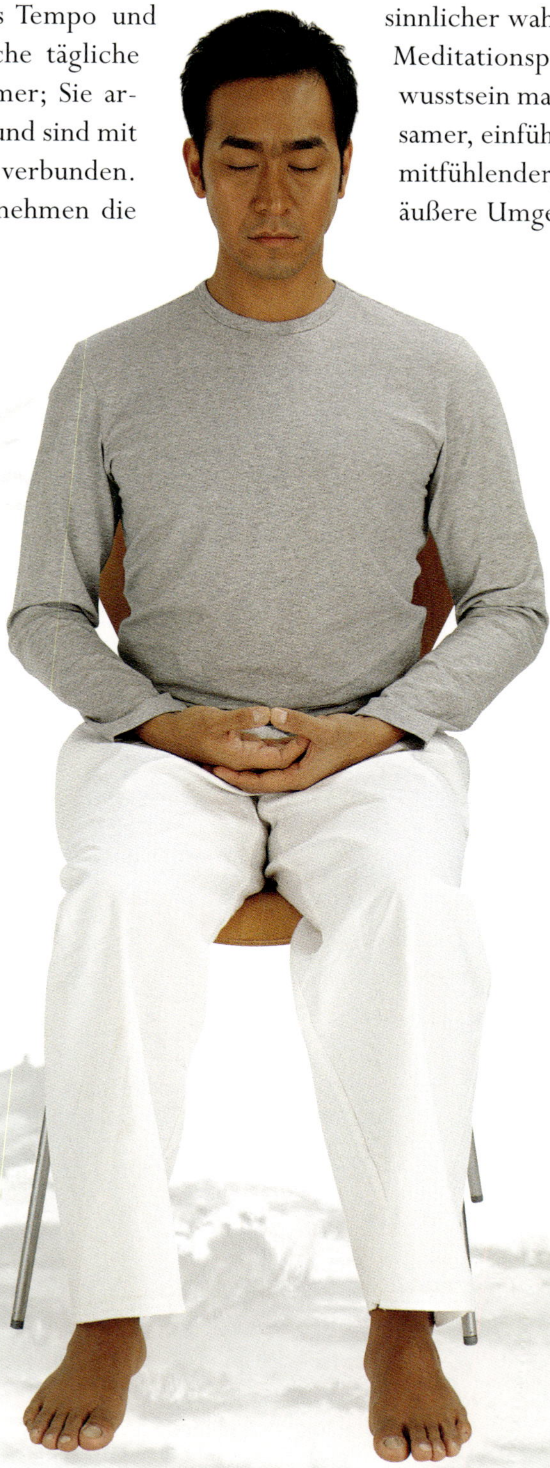

Leben Sie philosophisch

Das *Oxford English Dictionary* definiert Philosophie als Studium der fundamentalen Natur des Wissens, der Wirklichkeit und der Existenz sowie als Theorie oder Einstellung, die unser Verhalten bestimmt. Der Ursprung der Philosophie ist in der Tat die Ur-Neugier des Menschen, der nach dem Sinn des Lebens, des Todes und der Schöpfung sucht und die universelle Wahrheit des Kosmos ergründen will. Die Philosophie formt das Verhalten der Menschen und die Ethik eines Volkes. Die Entwicklung einer zivilisierten Gesellschaft basiert auf den Grundwerten der Religion und der Philosophie. Die Philosophie definiert die Wahrheit. Die Wahrheit definiert die Prinzipien. Die Prinzipien formen die Moral, und die Moral verfeinert die Spiritualität.

Wenn der Mensch die taoistischen Grundsätze befolgt und für sie eintritt, führt er ein philosophisches, moralisches und spirituelles Leben, das auf Tugenden wie Demut, Toleranz, Sanftmut, Geduld, Güte, Fleiß, Beharrlichkeit, Gelassenheit und Mitgefühl gründet. Diese Tugenden und hohen Ziele führen zu Harmonie und Frieden. Für Taoisten ist Güte zu anderen gleich Güte zu sich selbst und seinem Körper. Diese Güte löst Harmonie zwischen Körper und Geist aus, und die Folge sind Gesundheit und langes Leben. Die taoistische Philosophie ist die Seele, die alchemistische Meditation das Herz und das gesunde Leben der Körper des taoistischen spirituellen Weges. Alle drei müssen Hand in Hand gehen und sind gleich wichtige Voraussetzungen für die Unsterblichkeit.

Philosophisch leben heißt, der Größe des Tao folgen:

- Seien Sie flexibel im ewigen Werden und im ewigen Wandel.
- Bleiben Sie spontan, passen Sie sich dem Wandel an.
- Behalten und verzichten Sie bewusst.
- Denken Sie daran, dass Sie nichts wirklich besitzen.
- Geben Sie, ohne eine Gegenleistung zu erwarten.
- Seien Sie erfolgreich, ohne nach Anerkennung zu streben.
- Handeln Sie, ohne Macht zu beanspruchen.
- Seien Sie gerecht, gütig und mitfühlend; verurteilen Sie niemanden.
- Folgen Sie dem mittleren Weg und dem Prinzip des absichtslosen Handelns (Wu Wei).
- Beobachten und studieren Sie tugendhafte Menschen, und lernen Sie von ihnen.

Respektieren Sie das universelle taoistische Gesetz des »Kreislaufs der Wiederkehr« oder der »Harmonisierung von Yin und Yang«. Es entspricht seinem Wesen nach dem buddhistischen Gesetz des Karma und dem christlichen »Was du säst, das wirst du ernten«.

Wir sind, was wir denken. Mit unseren Gedanken bestimmen wir, was wir sind und wie die Welt beschaffen ist. Unsere Wünsche und Absichten entspringen unserer inneren Welt und entscheiden über das Entstehen und Vergehen unserer äußeren Welt. Ein Philosoph sagte einmal: »Wenn ich meinen Finger bewege, bewegt sich die ganze Welt mit.« Die Geschichte hat immer wieder gelehrt, dass der Gedanke eines Menschen den Glauben und die Gefühle der Massen beeinflussen kann. Egoismus, Nationalismus und religiöser Wahn lösen Rassenhass, Völkermord, Krieg und Zerstörung aus.

Positives Denken und schöpferische Ideen fördern den Fortschritt und die Harmonie zum Wohl des Ganzen. Böse Absichten und Gedanken führen zu Disharmonie und Vernichtung. Wir alle sind für unsere Gedanken und Taten in diesem Leben und danach selbst verantwortlich. Tun Sie Gutes, und Sie erfahren Gutes. Tun Sie Böses, und Sie ernten Böses. Das gilt für Sie, Ihre Umwelt, Ihre Lebenseinstellung, Ihre Absichten, Ihren Körper, Ihre Seele, Ihren Geist und alle Dinge in Ihrem Leben. Sie sind der Schöpfer Ihres Lebens, Ihrer Welt und Ihres Schicksals. Mögen Sie ein gesundes, produktives, positives, bereicherndes, glückliches und langes spirituelles Leben führen!

Weitere Informationen zu Taoist Healing Arts, Meditation, Qi Gong, Tai Chi Chuan und zu Stressmanagement entnehmen Sie bitte der Homepage des Autors:

www.taoway.co.uk

Register

Danksagungen

Ich bedanke mich bei Chang Yong Fai, meinem Shaolin-Kung-Fu-Meister im harten Stil, der mir Vater und Lehrer war, und bei Wu Bing Yin, meinem Lehrer für taoistische Kampfkünste im sanften Stil und Qi Gong, einem sehr engen Freund, der für mich ein großer Bruder war. Außerdem danke ich Dr. Lu, der mir half, den Taoismus zu verstehen, und mein inneres Auge öffnete.

Mein besonderer Dank gilt Dr. Paul Brunton (einem englischen Philosophen und Mystiker), Lama Anagarika Govinda (einem tantrischen Mönch) und Tien Chuang Yang (einem zeitgenössischen taoistischen Mönch), die einen großen Teil ihres spirituellen Wissens in ihren vielen reichhaltigen Büchern mit uns teilten.